「冴える脳」をつくる5つのステップ

ゆっくり急ぐ生き方の実践

築山 節 Tsukiyama Takashi

NHK出版新書
636

はじめに――「ゆっくり急ぐ」という生き方へ

健康・生活を脅かす「コロナ禍」

２０２０年になり、ほどなくして、私たちの健康や生活を脅かす異常事態が起こりました。新型コロナウイルス感染症が世界的な大流行となり、世界各地に歴史的な感染拡大を引き起こしています。それは現在も続いていますが、多くの医療関係者の努力にもかかわらず、この「コロナ禍」は、なかなか終息地点が見えていません。4月7日に緊急事態宣言が出され、全国で約2か月に及ぶ自粛期間があったにもかかわらず、私たちの生活は、現在も、もとの状況に戻ってきておらず、相変わらずウィズ・コロナの状態です。

特効薬やワクチンなどの研究・開発の情報は、私たち医療関係者もたくさん耳にしますが、確立したものはありません。

したがって、私たちが安心して生活できる状態、つまり、新型コロナウイルス感染症に対する医療体制が安定的に整うのは、まだまだ先のことになると思います。

今、私たちが心配に思うのは、この新型コロナウイルス感染症のことだけではありません。健康・生活を脅かす「コロナ禍」の終息がなかなか見えない、このような状況になると、普段からさまざまな健康不安・生活不安を抱えている人たちは、ますます、それまでの脳や身体の不調が気になったり、日常的に不安を感じるようになったりします。

このような不安に私たちは、どのように対処したらいいでしょうか？

私は、置かれた状況を適切に判断できる「冴える脳」をつくり、努力してご自身の健康をベストな状態に保つことだと思います。

では、そのような脳は、どのようにしたらできるでしょうか？

私は**「冴える脳」をつくるその第一歩は、次の2つの行動**だと思います。

① 睡眠時間をしっかり取り、日々の疲労を溜めないように努めている。

② 毎朝同じ時間に起きて、規則正しい生活リズムを保っている。

最初は、疲労が少なく脳の働きやすい、このような生活リズムをつくることから始めてください。そして、肉体的にも精神的にも無理のない安定した生活習慣を身につけていってください。

みなさんの中には、睡眠時間を削って仕事をしたり、溜まった疲労のために、起きる時間がバラバラになっている方も多くいらっしゃると思いますが、これは良くない生活パターンです。

私たちが横断歩道を渡るときの姿を思い出してください。ゆっくりとしっかり左右を見て、安全を確認して素早く道路を渡っています。**脳が、冷静に確実に、余裕をもって、そして、するべきことを素早く実行するためには、規則的な生活環境が必要です。**先に挙げた2つの行動は、このような「冴える脳」をつくるための健全な環境づくりに役立ちます。一つ一つ始めてみてください。

「ゆっくり急ぐ」について

ラテン語に「FESTINA《フェスティナ》 LENTE《レンテ》」（ゆっくり急げ）という諺《ことわざ》があります。

福岡大学人文学部文化学科の浦上雅司教授によれば、この言葉は、初代ローマ皇帝アウグストゥス(前63～後14)が、よく使っていた言葉だそうです。

アウグストゥスは、「軽挙妄動《けいきょもうどう》」や「猪突猛進《ちょとつもうしん》」ほど、軍の指揮官、将軍として不似合いな資質はないと考えていたようです。


「ゆっくりと急げ」

「大胆な決断をする将軍よりも、慎重な判断をする将軍のほうがましだ」

「何事も立派にやりとげたら、申し分なく早くしたことになるのだ」


アウグストゥスは、普段このように言って部下を励まし、被る損害を慎重に調べ、勝つ見込みのほうが高いと確信できない限り、戦いを始めようとしなかったと言われています。

アウグストゥスの好んだ「ゆっくり急げ」という諺には、

①何事も仕事を始める前には、慎重に考えるように。

②感情は、つねに理性によって制御されていなければならない。
③ちょっとした遅れも手遅れと考えるせっかちな人たちに対して、冷静な判断なく無鉄砲に突進することは、むしろ避けるべき。

という3つの意味が含まれていると思います。

「コロナ禍」がもたらした変革

さて、今では多くの人たちが、密閉、密集、密接の三密を避け、ソーシャルディスタンスを確保し、手洗い、うがい、咳エチケットをしっかりと守っています。職場ではテレワーク化が進み、在宅勤務の方も多くなりました。デパートやレストラン、スーパーマーケットなど、マスクの着用を求められる場所も多くなり、教育現場も含めて、社会のあらゆる分野で、人と人とがじかに接する場面がどんどん少なくなってきています。

この「コロナ禍」を時代変革の特別な時期と考えたとき、緊急事態宣言後の自粛期間は、日本において、社会が革命的な変化を遂げた時期だと思います。

生活習慣を変えることを「行動変容」と言いますが、以前は絶対にできないだろうと思っていた行動変容が、「コロナ禍」の中で、誰でもできるようになっていました。**人は誰でも、命にかかわるような緊急事態になると、自身の生活習慣も自発的に変えることができる**、ということかもしれません。

たとえば、以下の2つがそうです。

①通勤・通学時間帯の電車では、咳エチケットを守るため、マスクの着用を乗客全員が徹底している。

②自宅、会社、レストラン等々の外出先、帰宅後を問わず、必ず手洗い・うがいが徹底されている。

これらは、以前のインフルエンザ流行期には、繰り返しキャンペーンを行っても、なかなか浸透しなかった習慣です。私も何度となく、患者さんに生活習慣として勧めてきましたが、なかなか実行はされませんでした。

しかし、人びとが、**「コロナ禍」を避けるためには、この方法しかないと理解したとき、多くの人が進んでご自分の習慣行動を変えていました。**

本当に印象的でした。これらの行動は、まさに、慎重に考え、するべきときにはしっかり行うという「ゆっくり急げ」の実践的な動きだったと思います。

本書の構成

本書では、みなさんが毎日「ゆっくり急げ」をどのように実現し、どのようなステップで「冴える脳」をつくり上げていけばいいのか、「健康」「自立」「自律」「管理」「対策」のキーワードを用いながら、一つ一つ説明していきたいと思います。

ステップ1の「健康」では、健康とはどんな状態をいうのか、どうしたら健康を損なってしまうのかを改めて考えていただきたいと思います。ご自分の健康への認識を再確認することで、自分の身体と脳に対する意識も高まるはずです。

ステップ2の「自立」とステップ3の「自律」は、ワンセットになっています。まず、「自立」では、身体機能を自由に使って、「自分の力で立つ」ことについて、改めて考えていただきます。私たちが意識すれば動かせる手足、そして、そのときに大切な筋肉や運動と脳の関係について、理解を深めてください。次いで「自律」では、私たちが意識せずとも自らを律することができる身体の器官について、考えてみましょう。なかでも「第二の脳」と言われる腸の働きについて詳しく説明します。それぞれの機能と脳とのかかわりをきちんと理解することで、「冴える脳」をつくるために何が必要なのか、何が足りていないのか、みなさんそれぞれのテーマが見えてくると思います。

ステップ4では、「自立」と「自律」をよく認識したうえで、生活の中で必ず生じる疲労やストレスをどう「管理」していけばよいかを説明します。疲労やストレスのコントロールの仕方を説明し、「記録」により生活習慣や健康状態を管理する方法をお伝えします。

ステップ5での「対策」では、「冴える脳」をつくる具体策を挙げていきます。

みなさんそれぞれ、改善したいところが異なると思いますが、自分に該当するところ、みなさんが重要だと思われたところを、できるところから始めてみてください。

シェイクスピアの名言の中にも「賢明に、そしてゆっくりと。速く走るやつは転ぶ」(『ロミオとジュリエット』)という言葉があります。

アウグストゥスの言う「ゆっくり」という言葉は、いろいろに解釈できますが、「焦らず」「力を抜いて」「慎重に」、そして「急ぐ」という言葉は、「気を抜かない」「怠けない」「着実に」というような意味に取れます。

私たちは、「ゆっくり急げ」の諺が言うように、いつも適切な判断で、機敏な行動ができるように、普段から意識して準備しておく必要があると思います。周りにある情報の整理・整《せい》頓《とん》をしっかりと行い、自分自身の脳の働き、身体の状態を、つねに最適にしていることが大切です。言うは易し、ですが、脳と身体を最適に保つために、本書がみなさんのお役に立てば幸いです。

北品川クリニック・予防医学センター所長　築山　節

「冴える脳」をつくる5つのステップ――ゆっくり急ぐ生き方の実践　目次

ステップ1　健康

——いつまでも元気で暮らすために

1　健康には「無関心」がいちばんの大敵

そもそも「健康」とは何か？

私の提唱する「ゆっくり急げ」という生き方を実践するためには、脳が冴えた状態にならなければなりません。「冴える脳」になる第一の条件は、「身体が健康である」ということです。

では、「健康」とはどういう状態のことなのでしょうか。みなさん、お考えになったことはありますか。

１９４８年に発効した世界保健機関（ＷＨＯ）憲章で、ＷＨＯは、健康を次のように定義しています。

「Health is a state of complete physical, mental and social well-being and not merely the absence of disease or infirmity.」

これを訳してみると、次のようになります。

「健康とは、現在の状態が単に病気でないこと、病弱でないということではなく、肉体的にも、精神的にも、社会的にも、良好な状態であることをいう」

つまり、健康とは、身体だけでなく、心も、社会的側面（人とのかかわり）も大切な要素ということです。

では、**健康になるためには、どうしたらよいのでしょうか。その心構えの基本は、シンプルですが、「油断しないこと」「不注意にならないこと」です。**「もし病気になっても、耐えられなくなったときに病院に行けばいい」という考え方をお持ちでしたら、すぐに考えを改めてください。私たちは、自分自身で努力して、健康になるための対策や方法を、つねに、意識して探しつづけていなければならないと思います。

健康を損なう要素

では、私たちの「健康」はどのように損なわれていくのでしょうか。

40歳代以降くらいの人が持っている病気、つまり、世の中の多くの人が持っている病気、それは「生活習慣病」でしょう。

医学の世界で生活習慣病は、肥満、高血圧、糖尿病、脂質異常症、飲酒、喫煙などが、その対処すべき課題として挙げられています。

肉体的に健康な状態であることは、ひと言でいえば、これらの病気的課題の少ない状態を意味します。

私は、成人式を迎える20歳くらいの頃が、いちばん病気的課題の少ない、健康な年代であると思います。そして、この年齢を超えてくると、いわゆる生活習慣病が出てきます。つまり私たちは、年齢的に若い世代のうちから、加齢にしたがって、これらの疾患にかかりやすくなっていきます。

不健康に陥りやすい社会人生活

どうして20歳くらいの年代が、健康なのでしょうか？

20歳くらいまでの若者は、家庭では父親や母親、学校や塾、習い事などでは先生や監督など、いわゆる保護・指導してくれる大人たちに囲まれています。

彼らは、毎日いろいろと細かく気を配って、若者の生活環境を監督し、時にはプライベートについても厳しく指導してきます。ですから、**本人があえて意識しなくても、取り囲む他者によって、健康環境は正しく維持されている**のです。

ですが、若者も20歳を超えると取り巻く環境が変わり、多くの人が、学生時代を終えると、社会に出ていきます。

社会に出ていくということは、世の中の仕事に関与していく、何らかの社会的・職業的役割に関与していくということになります。本人が親元にそのまま同居しているか、親元を離れて完全に自立することになるかは別として、自分の健康や環境については、今度は自分で管理することになっていきます。

若者は、肉体的にも抵抗力があり、簡単には病気にならない、病気になってもすぐに回復してしまう、そんな年代です。

しかし、**不死身の時代は、いつまでも続くわけではありません。**もちろん、努力して体力を蓄えている、生活リズムを崩さないようにしている、免疫力を維持するようにしている、余分な体力消耗は控えるようにしている、そのように努力していれば、長く健康を維持することは可能だと思います。

　ですが、いくら年齢的に若くても、不注意な生活や不健康な行為を繰り返せば、簡単に、健康を損なってしまうことがあります。

　社会人になると、生活はがらりと変わります。仕事を覚えることに必死で、夜遅くまで仕事をしたり、とにかく仕事中心で、健康は二の次という感じになる方も多いでしょう。

　学生時代、健康が自慢であった若者も、問題を抱えることが多くなります。たとえば、生活のすべてが仕事になり、上司や会社からの指示には、考えず黙って従う方もいるでしょう。そのような状態になると、自分の健康や生活リズムについて、まったく意識しなくなってしまいます。

　この状態は良くありません。仕事に集中し、残業が続き、睡眠不足状態が長く続くようになると、人によっては、生活習慣病だけでなく、精神的な病気、うつ病などになってしまうことさえあります。

　どんな年代であっても、健康に不注意な行為を繰り返していれば、簡単に健康を損ない、病気に陥ってしまう可能性があるのです。

体内時計を意識しよう

私たちには、昼間は活発に活動し、夜はゆっくり眠り身体を休ませるという生活リズムがあります。この**昼間活動し、夜は就寝するというリズムは誰にも備わっているものですが、これは、私たちの身体の中に体内時計が備わっているからできていること**です。

ヒトの身体には約60兆個の細胞があります。そして、その細胞一つ一つには時計遺伝子が組み込まれています。この時計遺伝子が、生活リズム形成に大切な体内時計を形づくっています。

体内時計には、さらに、主(親)時計と副(子)時計があります。主(親)時計は脳の「視交《しこう》叉上核《さじょうかく》」というところにあり、副(子)時計は内臓などの末梢組織でそれぞれ個別に動いています。

体内時計は1日単位で生活のリズムを刻んでいます。地球の自転は24時間が1日の単位ですが、体内時計の1日の単位は24・5時間と言われています。

朝起きて、日光を浴びると、親時計に「朝が来た」という信号が伝わり、体内時計が今日にリセットされて、親時計が動き出します。そして、朝ご飯を食べて消化管に食べ物が入っていくと、次第に内臓などの末梢組織にある子時計も活動を始めていきます。

身体の中では、日中には神経伝達物質セロトニンが活動を助け、夜には睡眠ホルモン・メラトニンがスムーズな眠りを支えています。つまり、セロトニンが昼間の活動を、メラトニンが夜の就寝を司って、それぞれの時間帯の1日の体内時計の活動をコントロールしています。

良い生活習慣の例として「早寝早起き」という言葉がありますが、体内時計のメカニズムから言えば、生活リズムの原点は、体内時計がリセットされる朝という時間帯にありますので、規則正しく朝起きる「早起き」のほうがより重要ということになると思います。

みなさん、さまざまな理由で生活リズムの乱れることはあると思いますが、**体内時計が乱れると、不眠、疲労感、倦怠感、食欲低下、集中力低下、肌荒れなどの症状が起こってきます。**たとえば、体内時計が乱れることで、なぜ肌荒れが起こるのでしょうか。その理由を説明します。

睡眠中に生成され活動するホルモンに、メラトニンのほかに成長ホルモンがあります。このホルモンは、成長期だけでなく一生涯にわたって生成されるホルモンで、組織の修復に大切な役割をしています。夜更かしが続いたとき、女性の方は気がつきやすいと思いますが、肌がガサガサになってお化粧が上手くいきません。身体の組織の修復には、きちんとした睡眠が必要で、この成長ホルモンが必要です。いつまでも綺麗な肌を保つためにも、規則正しく睡眠を取っていただきたいと思います。

肌荒れ以外にも、先ほど挙げましたように、体内時計の乱れはさまざまな不調を引き起こします。みなさん、体内時計は毎日きちんとリセットされることが大切です。これをしっかり意識していてください。

現代人に必要な免疫力

不健康というのは免疫力が弱っていることでもあります。免疫力が弱まると、感染症やがんに侵されやすくなります。

みなさん、基礎体温という言葉をご存じですか。基礎体温は、朝起きたときの、いちばん安静なときの体温を言います。医学的な定義ではありませんが、一般には体温が36度未満になると、低体温と言われることが多くなります。**人は、低体温になると、身体の免疫**

力が低下します。体温が下がると、血管は収縮し、血流は低下します。血液の中には、白血球という免疫細胞があります。血液の流れの低下で、大きな影響を受けるのがこの免疫細胞で、体温が1度下がると免疫力は30パーセント低下すると言われています。

では、肝心の**基礎体温低下の原因**は何でしょうか？ 4つあります。

まず1つは、「加齢」です。

基礎体温は、加齢とともに低下していきます。人間の体温は、乳幼児期は平熱が37度と高めですが、次第に低くなり、10歳くらいで安定します。そして年齢が高くなると再び低下していきます。50歳くらいの壮年期の人と65歳以上の高齢者とでは、平均して0・2度以上の体温の差があると言われています。

2つめは、「運動不足」です。

近年、若者にも低体温の人が増えています。その原因は運動不足です。筋肉は、熱を生み出す器官です。運動不足になると、筋肉量も減り、その結果、体温も低下してしまいます。

3つめは、「職場環境」です。

最近の職場は、快適な環境を維持するためにエアコンが完備されています。この汗をかきにくい環境も、低体温の要素の一つとなります。ちょうどいい環境に長くいればいるほど、体温調節中枢への刺激も減り、神経調節機能は、鈍くなってしまうのです。

そして**4つめが、「ストレス」**です。

ストレスも低体温の要素になります。現代はストレス社会です。人がストレスを感じると、ストレスホルモンの一つであるコルチゾールが分泌されます。このホルモンは筋肉の分解を促進します。限界を超えた頻回なストレス刺激が、筋肉量の減少につながり、低体温の原因となってしまうのです。

免疫力を上げる方法

では、**免疫力を上げるにはどうすればよい**でしょうか？　こちらも**4つ**あります。

1つめは、生活の中に**「運動」**を取り入れましょう。

筋肉量をキープするためにも、1日に30分くらいのウォーキングをしましょう。1日中まったく動かないでいると、誰でも1日で0・5パーセントくらいの筋肉がなくなってしまうと言われています。

毎朝の通勤は必ず30分歩く、このような習慣を生活に取り入れることが、理想的だと思います。

2つめは「入浴」です。大切な基礎体温を上げるための方法の一つです。

あなたは、忙しい、面倒くさいという理由で、いつも簡単にシャワーで済ませてはいないでしょうか？　体温を上げて免疫力を高める、そのためには、ゆっくり湯船につかって身体を芯から温めることも大切なことなのです。

3つめは、「朝食」をしっかり食べることです。

体温を上げるためには、食事と運動が重要です。食事をすれば身体の中でエネルギーが生まれます。朝、バタバタとあわただしく出社する人も多いとは思いますが、朝食をきちんととっていないと、午前中の体温は上がりにくくなります。夜更かしをせず、夜遅く食事をしないなど、生活リズムを見直して、朝食をしっかり食べられるように考えてみてください。

4つめは「身体を温める食事」をとることです。

世の中には、免疫力を上げるためによい食品があります。免疫細胞を活性酸素から守る抗酸化食品や、免疫細胞の働きを活性化する栄養素を含む食品、腸内環境を整えて免疫細胞を元気にする食品などがあります。

基礎体温を上げるために、体を温める食べ物をとることもよいことです。ニンジンやショウガ、カブといった根菜類、ネギなど土の中で育つ食べ物や冬に旬を迎える食べ物は、身体を温める効果があると言われています。

とくに、ショウガに含まれるジンゲロールは、加熱することで身体を温める成分に変化するため、積極的に料理に取り入れるとよいでしょう。

仕事に集中し過ぎて、生活習慣病に陥ってしまった若者

ここで、ご自身の努力で、生活習慣病から脱出した方の例を挙げてみましょう。

玉本孝弘さん(仮名)、31歳。営業職で入社7年めの独身の方で、大学では体育会に属していたスポーツマンです。最近まで、自分はまだ30代になったばかりで若いから、どんなに無理をしても病気にはかかからないといつも豪語していました。

彼は1年中、朝から夜まで仕事漬けの日々で、日本各地を飛び回っていました。食事は、時間が取れたらとるという感じです。したがって、食事時間は非常に不規則です。1日1食の日もあり、夜遅くなってから食事の日もあります。毎年3月末には、そんな日が何日も続きます。

30歳を過ぎて、本人は、少しおなかが出てきたと感じていましたが、仕事が忙しいのが自慢で、とくに気にしていませんでした。

「健康には規則正しい生活、きちんとした食事が大事ですよ」と注意しますが、「仕事で忙しいから仕方がない」と言って、まったく聞く耳を持ちませんでした。

毎年7月、会社では定期的に健康診断が行われています。そんな入社7年めのこと、突然、玉本さんは会社の産業医から呼び出されました。

「玉本さん、最近3年間の健康診断結果(表1)を見てください。この健康診断結果のデータに含まれている体重、血圧、肝機能の所見から、あなたは、もう生活習慣病の状態になっているという結果が出ています。なるべく早く改善しないと心筋梗塞のような大病を起

表1　玉本さんの最近3年間の健康診断結果（過去3年間の比較）

	今回	前回	前々回
体重（kg）	**96.7**	**90.2**	**90.8**
BMI（kg/m²）	36.0	33.6	34.0
血圧（mmHg）	**152/93**	**149/88**	**146/93**
糖代謝系判定			
血糖（mg/dL）	106	87	84
HbA1c（%）	5.7	5.6	5.5
脂質判定			
LDLコレステロール（mg/dL）	128	117	115
肝機能検査判定			
AST [GOT]（IU/L）	**46**	**40**	**27**
ALT [GPT]（IU/L）	**118**	**93**	**58**
γ-GTP（IU/L）	**75**	**58**	**47**

こしますよ。

現在でも、この肥満、高血圧、肝機能障害については治療が必要です。なるべく早く病院を受診してこの状態を改善してください。

もしも、今の仕事が忙しくて、とても受診する余裕がないとおっしゃるならば、危険ですから、私から会社に言って就業制限をかけることにしますよ」

そのように厳しく指導されてしまいました。

玉本さんは、紹介された内科を受診しました。すると、高血圧、肝機能改善の薬が

表2　1年後の健康診断結果

	1年後
体重（kg）	89.0
BMI（kg/m^2）	33.3
血圧（mmHg）	139/89
糖代謝系判定	
血糖（mg/dL）	82
HbA1c（%）	5.3
脂質判定	
LDLコレステロール（mg/dL）	110
肝機能検査判定	
AST［GOT］（IU/L）	27
ALT［GPT］（IU/L）	56
γ-GTP（IU/L）	41

処方され、毎日血圧と体重を計測し、体重を下げる努力をするように指示されました。

玉本さんはそこで初めて、「自分の仕事に制限がついて、会社に行けなくなったら大変だ」と気づきました。そこからは心を入れ替え、毎日記録を付け、生活リズムや食事時間、体重にも注意するようになりました。長い間足を運んでいなかった大学の部活にも顔を出すようになりました。さらに努力して、週末は何らかの運動をするようにもしました。

その1年後の検査結果が右のもの（表2）です。まだ大丈夫とは言えませんが、だいぶ落ち着いた値となりました。

社会人になって、彼のように毎日が仕事ばかりになって、健康のことは二の次になってしまうことは、よくあることです。

「仕事に制限が付き、職場にも迷惑をかけてしまうかもしれない」

玉本さんのように、そう気がついた人は、仕事だけでなく健康にも自己チェックを加えることで、安心して仕事ができるようになるのです。

玉本さんの場合、**健康に対する「無関心」がいちばんの大敵**だったと思います。しかし彼は**健康診断を毎年受診**しており、それが**最適な予防策**となり、大事に至らずに済んだのです。

2　現代は、高齢者も健康管理に努めている

アクティブ・エイジングという言葉

若い世代は、自分の年齢に油断せず、健康診断を欠かさず受診していれば、ある程度の予防策になります。壮年期以降の世代も同様のことが言えますが、高齢世代はそれだけで

十分でしょうか？　私はさらなる努力が必要だと思います。

みなさんは、**「アクティブ・エイジング」**という言葉を聞いたことがありますか。

「年齢を考えて自身の最適化行動に努め、長く健康を維持する」という考え方で、2002年、スペイン・マドリードで行われた世界保健機関（WHO）の第2回国際連合高齢者問題世界会議で、最初に提出されました。

それまで、社会では60歳以上の人は、高齢者と考えられていました。さらに、人びとの考える高齢者は、「自分自身のことをしながらも、家族や地域社会の支援を受けて、穏やかに暮らしている人たち」というものでした。

しかし、この会議でWHOは、「アクティブ・エイジング、その政策的な枠組み」（Active Ageing：A Policy Framework）というテーマを提出し、現在から考えても、とても意欲的な内容を掲げています。

歳を重ねても、生活の質の向上のために、①健康保持、②社会参加、③自身の安全能力向上、以上の努力をしている。このような最適化行動のことを、アクティブ・エイジングという。

２００２年のマドリードの会議から20年近くが過ぎた現在の社会を見回したとき、健康管理は、高齢者も例外でなく、**これまでの高齢者のイメージを自らリセットしていかなくてはいけない**と思います。さらに、社会を構成するあらゆる年代の人たちが、つねに自分自身にとって有効な健康管理の努力をしていなければならない、そのような時代に変化していると思います。

歳を取るということ

よくある考え方として、人は「歳を取る」と、「もうこれ以上できない」「もうこれ以上は頑張れない」「病気になっても当たり前のこと」という気持ちが起こり、無理しないように自分の世界を最小化して生きようとします。つまり、なるべく少ない努力で、なるべく狭い世界で生きていこうとします。

ですが、健康を保つ、あるいは維持する努力まで最小化してしまったら、何かあったときには、生きることさえも本当に困難になってしまいます。

アクティブ・エイジングの定義が言っているように、歳を重ねても、生活の質の向上のために、①健康保持、②社会参加、③自身の安全能力向上、このような最適化行動をつねにしていることが大切です。

人はどんなに年齢を重ねても、油断せず、最適化行動に努め、健康維持の努力をしていけば、いつまでも自分の価値を高めつづけることができます。

そして、その**健康を基盤に、自分の世界を最大化して生きようとすること、この考え方が、大切なこと**なのです。

3 軽い風邪でも「油断」はしない

風邪は万病のもと

多くの人は軽い風邪症状から体調を崩していきます。

「風邪は万病のもと」――この言葉は昔から言われている言葉で、どなたもご存じだと思います。本当にその通りで、風邪にかかりそれが長引くと、その状態は、あらゆる大きな病気の引き金となります。

だから、寒くて体調管理の難しい季節に、しばらく咳が続いて、**いまいち体調が悪いときは、「これは風邪だから、もう少し我慢して様子を見よう」と、簡単に片づけないで**、きちんと会社を休んで体調を整えるとか、お医者さんを受診し、早く解決しようとする努力が必要です。

また、一般的に風邪は、気温が低く、気候変化の激しい冬の時期や春先に発症します。ですから、外の風が冷たくなってきたら、天気予報をよく見て、気候に合った服装で外出し、体調管理に気をつけることが大切です。

「風邪は万病のもと」――この言葉は、風邪のような症状、咳や微熱がだらだらと続く、そんなときには、少しの体調変化も甘く考えず、油断しないようにしないと思わぬ大病になってしまいますよ、という戒めの言葉となっています。

感染症を予防するためには、気候変化に気をつける

ニュースなどで、インフルエンザやノロウイルスの報道があったら、ご自分の体調に気をつけましょう。

「自分は大丈夫」

「人はかかっても、自分だけはかからない」

このように都合のいいことを考える人は数多くいます。しかし、先ほども述べましたが、体温が1度下がると免疫力は30パーセント低下すると言われています。また基礎体温の低下する要因の一つは年齢です。

ですから、年齢が進むとともに、感染症に対する注意はより強く必要になってきます。気候変化に対する注意は若者でも同じです。季節が進んで、風を冷たく感じるようになってきたときには、むしろ、「知らないうちに自分が先にインフルエンザに感染していて、ほかの人、家族や友人に病気をうつしてしまうかもしれない。自分が感染を広げてしまうかもしれない」という意識を持つことが大切だと考えます。

そして、このような細心の注意で周りを観察していれば、結果的に、ご自分の命や周り

の人の健康を守ることになると思います。
どんなときでも健康維持には、「油断」がいちばんの大敵なのです。

災害が多い日本

油断と言えば、日本はこれまでにも多くの災害を経験しています。1995年の阪神・淡路大震災では大地震と大火災、そして2011年の東日本大震災では、甚大な被害をもたらした大地震と巨大津波を経験しています。

「災害は忘れたころにやってくる」――この言葉を教訓に、日本各地で定期的に防災訓練が行われています。そして毎年のように、震災対策、津波対策が見直されています。

全国的にも、1923(大正12)年9月1日に起きた関東大震災の経験を忘れないように、毎年9月には全国一斉の防災訓練が行われています。

近年は、風水害も記録的なものが多くなってきています。地球温暖化の影響で、世界各地で異常気象が続いています。この地球温暖化の影響は日本でも見られており、毎年のように、観測史上最大の降雨量、観測史上最大規模の台風が報告されています。その結果、日本各地には毎年風水害による甚大な被害が報告されています。

慎重な行動が命を救う

記録的な大雨の結果、氾濫《はんらん》など絶対に起こらないだろうと思った川が大氾濫を起こして、周辺に大きな被害をもたらす。崩れることなど予想もしていなかった山が、短時間で集中的に降った雨によって大規模な土砂崩れを起こす。2019年には、このような災害が数多く起きました。しかし、そんな中でも被害を免れた人たちも数多くいました。

これまでの経験者からは、「このくらいの雨ならば、出歩いても大丈夫だろう」「まだ避難には時間的に早いだろう」という意見も出ますが、テレビで刻々と出される予報や警報を信じて、まだ周りには何の変化も起きていないうちに、事前に、与えられた避難場所に動いた人たちも数多くいたのです。

最近の気象予報は、時間的にも場所的にも正確な情報が刻々と出るようになっています。川の氾濫も、土砂崩れも、かなり早い時期に、正確に災害発生予測を出しています。近年の気象衛星や、コンピュータの高速計算技術の進歩は、本当に素晴らしいと思います。

ですから、見えない地殻の変化による地震は別として、異常気象による風水害については、発表される気象予報を正しく理解し、事前に的確に避難することが、命を守る条件となっていると思います。

「油断大敵」——この言葉を大切な言葉と考え、慎重な行動をすることが自分の命を救うことになっているのです。

健康を守るための具体的な方法と対策

では、私たちが**健康を守るためには、具体的に何をしたらいいのか?** 何について注意すればいいのか? ここからその方法について述べてみます。基本的に大きく2つあります。

1つは「時計」、つまり起床時間を一定にすることです。

規則正しい起床時間は、1日の生活リズム、食事時間の安定につながります。結果的に、身体の代謝のリズムまでも安定させてくれます。

もう1つは「食事」、毎日規則正しく食事をとることです。

必要なエネルギーを規則正しく身体に供給し、免疫力維持に大切な基礎体温を安定化します。

どちらも目新しさはなく、至極当たり前のことです。しかし、それを、きちんと行うことが「健康」を維持するコツなのです。

私たちは、昔から、親、祖父母、先生たちから、次のようにしつけられてきました。

「早く寝なさい。早く起きなさい」
「ご飯はきちんと噛《か》んで食べなさい。食事は残さず全部食べなさい」
「外から帰ったら手を洗いなさい。うがいをしなさい」

これらはすべて健康管理の基本です。しかし、大人になると誰もが横着になります。この習慣を続けたほうがいいことはよく理解していますが、大人になると面倒くさいことは故意に避け、できるだけ楽をして、毎日を過ごそうと考えています。

ですから、子どもたちからは、こんな意見が出てきてしまいます。

「なぜ大人は遅くまで起きていていいの？」「なぜお酒を飲んでいいの？」「なぜ日曜日の朝は遅くまで寝ていていいの？」

これまで述べてきたように多くの生活習慣病は、学生から社会人になったころから起こってきます。それまで経済的に親に依存していた学生が社会人となり経済的な「封鎖」がなくなって自由に制限なく食事もでき、時間も使えるようになるからです。

基本的に生活習慣病は、学生時代のように、自分から「経済封鎖」、「生活時間の拘束」を行えば改善していきます。

①「経済封鎖」をして、1日に食べられるものをお金で制限する。
②「生活時間の拘束」を行い、夜遅い時間に食事をしない、夜遅くまで起きていない。

これだけでも、いくつかの生活習慣病の改善は望めると思います。

4　新型コロナウイルス感染症への向き合い方

感染症は、人の関係する禍

そして2020年、私たちはコロナ禍の渦中にいます。

今回の新型コロナウイルス感染症の蔓延《まんえん》は、すでに感染していてもご本人が無症状のため、自分が感染者になっていることに気づかず、人と接することによってさらに感染を周りに広げてしまうという人災とも言える側面があります。

新型コロナウイルスのような、有効な治療法が確立していない段階での、感染症拡大を妨げる唯一の手段は、人と人との交流を制限することです。

社会的距離、すなわちソーシャルディスタンスの確保は、世界各国で行われていました。その結果、国と国との交流も遮断され、羽田空港は、行き先をなくし駐機《ちゅうき》することになった航空機であふれることになってしまいました。

新型コロナウイルス感染症は、2020年9月の段階では、感染症法で定められた指定感染症で、同法の二類感染症に準じる扱いを受けることになりました。患者さんの感染経路の調査後、濃厚接触者と判定され、さらにPCR検査で陽性と診断されれば、無症状でも隔離されなければなりません。

自分は若いから大丈夫、感染しないだろうと大学の懇親会に出た人たちが、感染して社会問題となった例、大学の教員がクルーズ船で感染し、隔離されることになって、大学関係者に大きな迷惑をかけただけでなく、卒業式まで中止となった例もありました。

油断は大敵、つねに十分な警戒が必要

新型コロナウイルス感染症流行の結果、多くの会社は、社員を自宅待機としました。これは、もし会社で感染が蔓延したら、企業自体の存続までもが危ぶまれてしまうという経営者側の危機感からでした。

一方で、社員の方たちも、自分が感染者、感染源になってしまうかもしれないということを恐れて、自宅からの外出も自粛しました。

これら会社の問題、社員たちの問題、双方の問題を解決するために見つけ出された方法

があります。それは、周囲社会に迷惑をかけることなく、同時に仕事も進められるという方法です。それが社会的にも推奨されて普及してきた方法、つまり「テレワーク」です。そのおかげで仕事も以前より順調にできるようになった人たちや会社も数多くありました。

どのようにしたら未知の感染症から健康を守ることができるかと考えたとき、新型コロナウイルスのような感染症が蔓延しているという情報が出た際には、慎重に慎重を重ね、飛沫感染、接触感染をしないように、十分に警戒することが大切です。

感染症に対する防御策をしっかり取ったうえで、自分の社会的役割を果たしていくことが大事です。油断しないという点は、地震、風水害であっても、感染症であっても同じことです。

自分だけは大丈夫とは考えず、いつ何時巻き込まれてしまうかもしれないと恐れていること、油断しないでいることが、ご自分の命を救うことになると思います。

感染経路は自ら断つことが大切

コロナ禍は、私たちにとって、感染症に対する健康管理をもう一度見直す機会になりました。感染者が増え続ける中、いつ何時自分が感染者になってしまうかもしれません。ここで基本的な対策を考えておきましょう。

感染症には、当然ですが感染経路があります。新型コロナウイルス感染症では、飛沫感染と接触感染がその感染経路です。普段の生活では、この感染経路をきちんと理解し、その中にいないように、感染経路を自分から断つことがいちばん大切です。

簡単に言えば、外出時はマスクをする。外出先から帰ったらきちんと手を洗う。外出時は社会的距離、ソーシャルディスタンスを保つ、換気の悪い場所は避けるということが基本です。

具体的な対策について

新型コロナウイルス感染症を例に、感染症への対策を述べてみましょう。

①三密（密閉、密集、密接）を避ける

咳やくしゃみによってウイルスの飛散する距離は2メートルと言われています。三密を意識して避けることによって、万が一、咳などでウイルスが飛散しても、接しない環境を自分でつくることができます。

現在、病院では、マスクなし会話は禁止となっています。これは大切なことです。会話をすれば、飛沫核が飛び、それにウイルスが含まれていれば感染の起こる可能性があるからです。そして、**マスクなし会話禁止は、明らかに具体的な飛沫感染予防策**となっています。

②免疫力を保つ

睡眠、食事をきちんととり、疲労を回復させ、体調を整えていることは、身体のエネルギーに余裕をつくります。疲労物質は肝臓で処理されます。疲労を少なく保つことは、肝臓の機能に余分な仕事をさせないことになり、感染に対する余力をつくることにもなります。

また、三食定期的に食事を摂取することも、身体への安定したエネルギー供給対策、基礎体温を上げる対策を意味します。いつもエネルギーが安定供給されていることは、体力のバランス維持にも役立ちます。

③家庭での感染防御を徹底する

手洗い、うがいは、昔から親が子どもたちに教えていることです。外から自宅に帰ってきたときには、ウイルス、細菌などの感染物質を持ち込まないように、手指《しゅし》、口腔《こうくう》の洗浄をしっかりと行う。これは最も基本的な大切な感染防御策です。

健康維持のための基本

最後にもう一度、健康についてのまとめをしておきます。

①感染症にかからず健康であったとき、何をしていたかを思い出してみましょう

昔、親や先生に教えられたように基本的な感染の標準予防策をきっちり行っていれば、新型コロナウイルスに感染する確率はかなり低くなります。それは、油断しない限り、無関心でいない限りです。

②疲労を溜めないようにし、食事は決まった時間にゆっくりとりましょう

規則正しく生活し、疲労を溜めないようにしましょう。食事は決まった時間にとり、ゆっくり食べるようにしましょう。条件はこれだけなので、とくに難しくないと思います。

③自分のスケジュール管理を正確に行いましょう

健康を維持できる条件をいつも整理しまとめておきましょう。社会人になったら、自分のスケジュール管理は正確に行いましょう。②の中にある2つの条件、疲労を溜めない、食事のための時間を取る、これができるように日々の計画をつくってください。

④基本習慣は必ず守るという意識を持ちましょう

自分のスケジュール管理が、健康を維持するための基本的な条件です。社会的につくれないこともあると思います。ですが、自分の中に疲労を溜めない、食事のための時間を取るという基本習慣は必ず守るという意識が必要です。そのときの基本習慣の最も大切なものは、ご自分の時間管理です。

⑤健康は、油断、横着、無関心がそろうと維持できない

以上の5つを、しっかり意識していてください。

ステップ2 自立——運動が脳の働きを活性化する

次なるステップは「自立」です。

「自立」とは何でしょうか？　それは、人が精神的にも肉体的にも安定した健康状態であることを意味します。「自立」ができれば、人は、これから自分のしたいことを自分で見つけ、自ら積極的に行っていくことができます。もう少し言い換えてみれば、時間が得られれば、一人で物事を判断できる状態、あるいは、しっかりとした肉体を持ち、自由に日々の活動ができるような状態になります。

ステップ2では、どのようにすれば、脳を正常な活動状態に持っていけるか、そして、どうすれば基盤としての肉体、とくにその筋肉の量と質を安定した状態に保つことができるか、ということについて、説明したいと思います。

また、ステップ2の「自立」と、続くステップ3の「自律」は、ワンセットになっています。

ステップ2の「自立」は、私たちの意識的な活動に関する部分——私たちが意識すれば自由に扱える手足、そのときに大切な筋肉、運動について詳しく述べています。

ステップ3の「自律」では、私たちが意識しても自由にはならない——とくに消化管の働き、その中でも重要な「腸」について詳しく述べています。ではまず、「自立」についてのステップに進みましょう。

1　運動が脳の働きを活性化し、正常化する

基本的に、脳の働きは運動によって活性化されます。そして、運動は脳の働きを正常化します。そのことを最初に、「作業興奮」と「脳機能局在」の2つの例で説明します。

私たちの**運動を可能にする筋肉――骨格筋は、脳からの指示によって活動**します。また、運動を骨格筋に命令する神経の活動は、脳の局所血流量と比例関係にあります。つまり、私たちが筋肉を動かせば動かすほど、脳ではより豊富な血液が流れるようになっています。

「運動が脳の働きを活性化する」――この意味は、筋肉が私たちの指示通りに動き、その運動が、脳の全体の活性化に役立つということです。

具体的にみてみましょう。

「作業興奮」――散歩が脳を活性化する

まず、「作業興奮」の言葉の意味から説明します。作業興奮とは、どんな種類の仕事であれ、作業をしはじめると脳の中に興奮状態が起き、そのために脳が活発に働きはじめるということです。

誰にも「今日はどうしても気分が乗らない」という日があると思います。でもみなさん、その気持ちは横に置いて、とにかく何かの仕事を始めましょう。すると不思議なことですが、仕事をしているうちに、最初の嫌な気持ちはどこかに行ってしまいます。

実はこれには理由があります。**仕事や運動を始めて心拍数が高まってくると交感神経系の働きが活性化し、誰でもポジティブになれるのです。これが**「作業興奮」です。

「うーん、なるほど」とうなずく方、自分もそうしているという方も多くいらっしゃるのではないでしょうか。

私にも、「今日はどうしても気分が乗らない」という日があります。そんな日であっても、その気持ちは置いておいて、朝起きたら、とにかく何らかの仕事を始めてしまいます。

私の毎朝のシェイプアップ方法は、愛犬アンとの散歩ですが、前日の仕事の疲れが溜まっていたり、前夜遅くなってしまったときには、どうにもこうにも行きたくない日があります。

しかし、そんなときでも、愛犬とともにかく足を一歩、家の外へ踏み出すようにしています。すると、300メートル、500メートルと歩いているうちに、気持ちがいつしかポジティブになってくるのです。

気分が乗らない日、愛犬との散歩であれば、「今日は、アンとの朝の散歩、お願いします」と言って、同居する息子に頼んでもいいのです。しかしそれでは、せっかくの脳活性化法である「作業興奮」の機会を逃してしまいます。

実際、アンとの朝の散歩のあと、私の脳は、確実に活発に働きはじめています。その後、自宅を出て勤務先の北品川クリニックに着くまで、一連の作業興奮、朝のルーチンは続きます。そして、職場ではいつもの快調な毎日が始まります。

毎朝、私は、このようにして自分の脳をスタートアップし、活性化した脳をつくり出しています。

その方法は、犬の散歩でも猫と遊ぶでもラジオ体操でも、みなさんのお好きな方法でいいです。とにかく朝、身体を動かしてみてください。たった一つの朝の習慣で、脳は確実に動きはじめることができます。

「脳機能局在」とは何か？

つづいて「脳機能局在」について説明します。

「局在」という言葉は、限られた場所に存在するという意味です。医学において「機能局在」は、脳や脊髄《せきずい》など中枢《ちゅうすう》神経において、さまざまな領域に区分され、それぞれ違う働きを担っているということを指しています。

このような機能局在は、中枢神経系の全領域にわたって存在していますが、**とくに機能分化が著しいのは大脳新皮質**です。

最も有名なことは、大多数の人には、左半球に言語野があることでしょう。左大脳半球の表層前半分を流れる左中大脳動脈《ひだりちゅうだいのう》に血管障害が起こると、前頭葉が損傷され、発語障

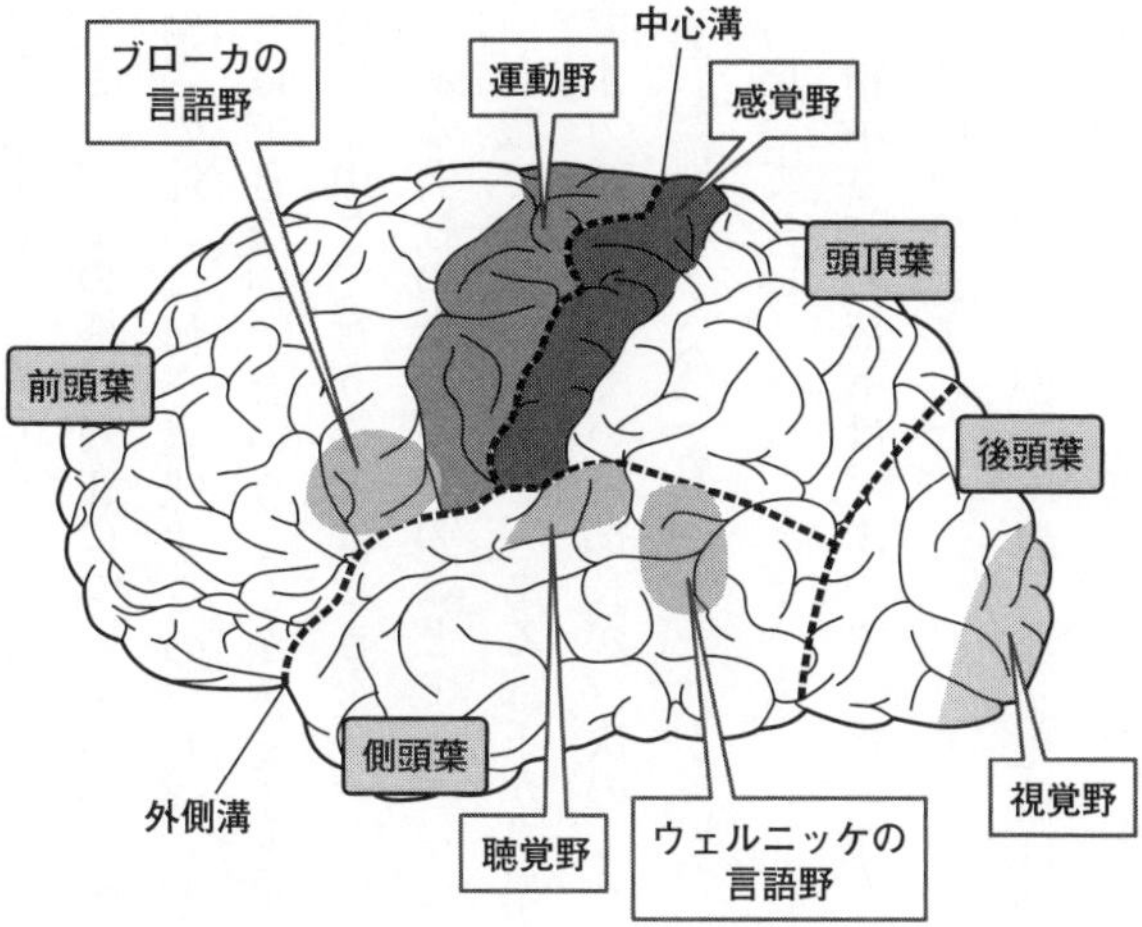

図1　大脳新皮質の脳機能局在

害（運動性失語）が生じるとフランスの神経学者ポール・ブローカ（1824〜1880）が報告しました。その後、運動性失語を生じるこの領域は、ブローカの運動言語中枢（ブローカ野）と呼ばれています（図1）。

言語中枢を含め、ヒトの脳に存在する多彩な機能局在部位が、最近の進歩したMRI装置、機能的MRIイメージング画像によって多数報告されています。

このため、この画像を撮れば、障害の有無が視覚的に確認できるようになっています。

人は、同時に2つのことができない

さて、脳の機能局在について簡単に触れてきましたが、では、そうした各部位における働きの違いは何を意味するのでしょうか？　たとえば、誰でも人は、「怒りながら走ることはできない」ということが言えると思います。正確に言えば、「怒りと走りの両方を同時に集中して行うことはできない」ということです。

ある会社の会議室でのことです。

会議で議論が白熱し、ある部下が乱暴な言葉を連発するようになりました。そんなときです。議長をしていた部長が、次のように言いました。

「お前、そんなにカッカしていないで、一度ここから出て、会社の周りを一回りしてから戻って来い！」

指示された部下は、ぶつぶつ言いながら、部屋を出て会社の周りを一回り歩いてから部屋に戻ってきました。

そして、すっかり冷静になった彼はひと言、「先ほどは、みなさんに大変ひどいことを言って、申し訳ありませんでした」と入口で頭を下げて謝罪したのです。

ここで、もう一度「機能局在」という言葉について説明します。

脳では、しゃべる場所、運動する場所、感情・興奮を起こす場所など、それぞれ機能する部位は異なっています。このことを機能局在と言います。

ですから、**人は、誰でも怒りながら走れない**のです。実際、会議など着席する場で怒っている人を見ればわかりますが、顔を真っ赤に紅潮させて、言葉も単語しか出なくなり、じっと怒りが収まるまで座っています。

これは、**脳の中で運動機能と、感情機能との機能分野が異なっているため**です。したがって早く感情を収めようとする場合には、この部長が指示したように、少し歩く運動をさせて機能的に異なる部位をよく働かせたほうが、早く理性的になれるということなのです。

もう一つ、脳機能局在の例として、私の部下から聞いた話を紹介します。あるご夫婦の喧嘩《けんか》の話で、旦那さんがこう言っていたそうです。

「うちの家内は、喧嘩になると、必ず台所で洗い物を始めるのです。なぜでしょうね。うるさい話は聞きたくないということなのでしょうかね」

私は、この喧嘩は、おそらく旦那さんの負けだと思いました。理由は、奥さんの行動にあります。このときの洗い物は、ご自分を理性的に保つ行動だからです。

椅子《いす》に座って文句を言っている旦那さんは、じっとしていますから話の進行とともにどんどん感情が高まっていきます。

一方の奥さんのほうは、洗い物をしながら感情的になるのを抑え、いつまでも理性的に応対しています。奥さんは、本能的に脳の機能局在を理解しています。彼女は、ずっと洗い物をして手の運動を続けることで感情を抑えて、脳が安定的に理性的に働くように努力していたのです。

2 運動と脳血流の関係は比例する

歩けば歩くほど脳に血液が送られる理由

次に運動と脳血流の関係について見ていきましょう。

脳内での神経細胞の活動と脳局所血流量とは、正比例関係にあるとされています。した

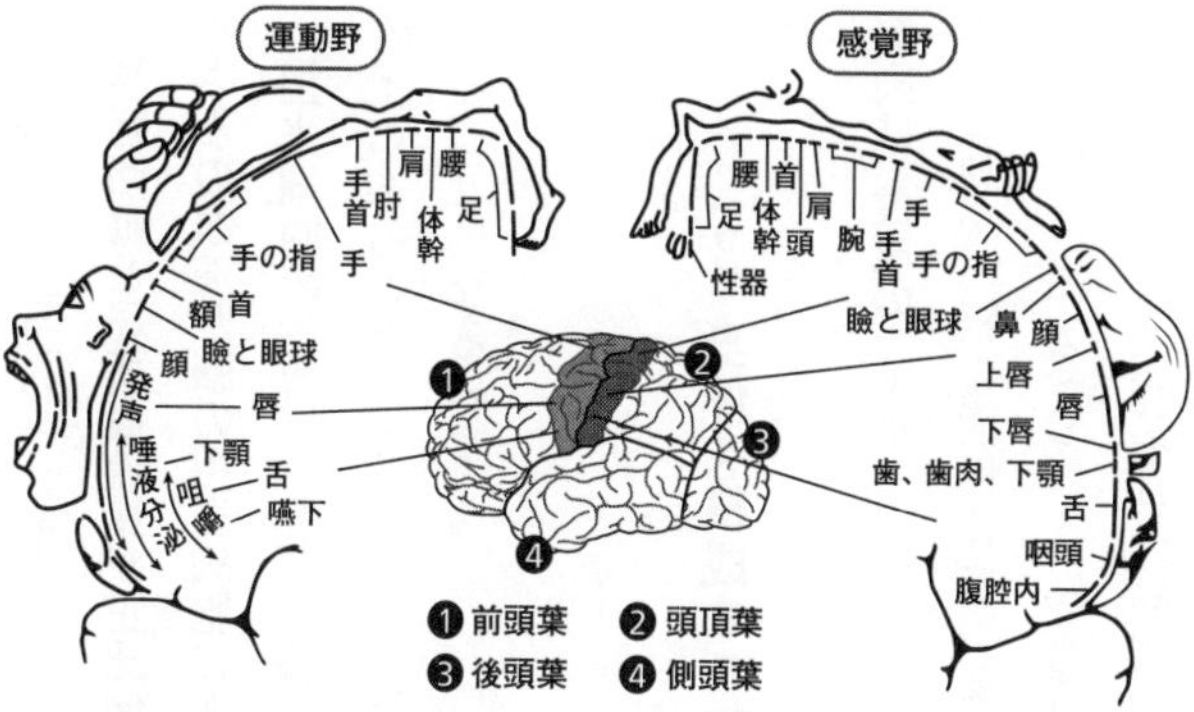

図2　ペンフィールドの脳地図

がって、私たちが運動をすればするほど、脳にはたくさんの血液が心臓から送られることになります。

運動神経のある脳の大脳新皮質運動野において、運動神経の細胞は、耳の穴から頭のてっぺんに向かった方向に並んでいます。頭の上に線を描いたとき、脳のいちばん表層に、ちょうど女性がカチューシャを付けたように、帯状に並び、場所も、頭を前後から測ったとき、ちょうど中央部になっています。

カナダの脳神経外科医、ワイルダー・グレイヴス・ペンフィールド（1891〜1976）が考えた有名な図がありますので、見てください（図2）。運動野（左）の神経細胞のそれぞれの担当は、上から下に向かって、足、手、口と、その役割の運動神経が並んでいることがわかります。

神経活動と局所血流量が正比例関係にあるということは、私たちが運動すればするほど、たくさんの血液が脳の担当細胞に送られて、脳は活性化できることになります。

担当細胞の位置をもう一度見てください。足を担当する細胞は、脳の真ん中の、いちばん上にあることになります。つまり、歩けば歩くほど、脳ではいちばん上まで血液が送られることになるのです。

3　身体を構成する筋肉の働き

筋肉は、健康のカギの一つ

「運動が、脳の活性化につながっている」――そう理解できると、毎日鍛えて筋肉の量を確保していること、いつもうまく使えるように、頑張ってスポーツの練習を行い、身体についているそれぞれの筋肉の機能を維持していることは、結果的に、脳の健康保持に役立っていると理解できると思います。

しかし、身体を構成している筋肉のそれぞれが、健康のカギの一つであることを、みなさんはあまり意識していないと思います。当たり前だと思われていることをあえて言いますが、私たちが自由に動けるのは、身体に備わった多くの筋肉があるからなのです。最近は多くの人が、スポーツジムに通って筋肉を鍛《きた》えて、量と質を保つように努力されています。

私も、毎日一定量の歩行数を保つようにしています。そして、歩くときも歩行速度に気をつけ、時には急ぎ足で歩くようにしています。

みなさんの中には、社会人になっても、学生時代と同じように、スポーツに参加している方も多いのではないでしょうか?

このように普段から努めて運動をし、日常生活を過ごしていると、身体は自由に動かすことができます。いつも十分な筋肉量で、十分な筋肉の機能レベルに保つことができます。

人間は、空気から酸素を取って、食事から栄養をとって、それらをエネルギー源として身体を動かしています。もし、息切れしていたら、おなかが痛かったら、それだけでも自由に身体を動かすことはできません。

ですから、自由に動かすことのできる身体を持っているということは、健康である証明でもあります。その意味で、**筋肉は健康のカギの一つ**と言えるのです。

最近の研究で、**骨格筋の量と機能を十分に維持できている人は、病気になりにくく、長生きする傾向にある**ことが明らかになってきています。

結論的な言い方をしますが、筋肉は、スポーツ選手がその能力を発揮するためだけに必要なものではなく、あらゆる年代の人たちが、毎日健康的に生活を送るためにも、極めて重要なものと考えます。

筋肉の種類と支配神経

私たちは、身体に備わった筋肉を使って、毎日自由に活動することができます。最初に筋肉の種類を説明しましょう(図3)。

筋肉には、「横紋筋《おうもんきん》」と「平滑筋《へいかつきん》」の2種類があります。横紋筋は横縞《よこしま》模様のある筋肉で、平滑筋には横縞がありません。そして、横紋筋には、骨格筋と心筋《しんきん》の2種類の筋肉があり

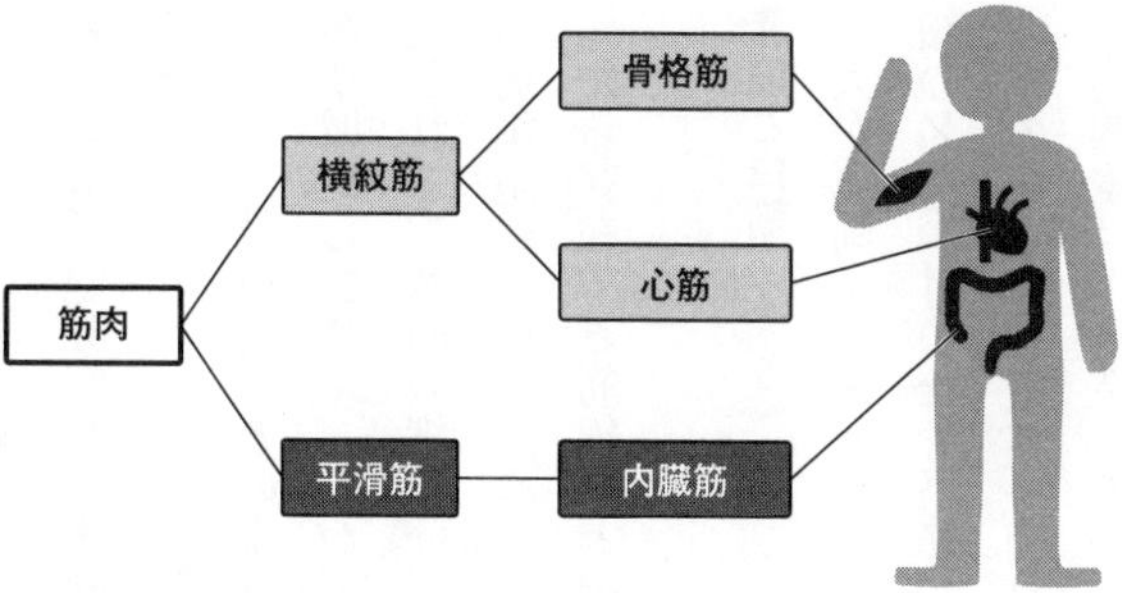

図3　筋肉の種類

ます。

骨格筋は、私たちの姿勢を保ち、身体の活動に必要な筋肉です。**心筋**は、心臓を構成し、全身に血液を送る役目をしている筋肉で、身体のほかの場所には存在しません。

平滑筋は、内臓や血管の壁にあり、収縮、弛緩《しかん》によって、内臓、血管の機能維持を行っています。

骨格筋は再生する

骨格筋の特徴は、再生できるということです。少し難しいですが、再生の仕組みをご説明します。

骨格筋は、「筋線維」という多核の巨大細胞から構成されています。筋線維の細胞膜と基底膜のあいだには、単核の「衛星細胞（サテライト細胞）」と呼ばれる幹細胞があります。衛星細胞は、筋線維1本あたり、数個〜数十個の細胞があります。筋線維そのものは細胞分裂をしませんが、**骨格筋は幹細胞である衛星細胞によって再生する**ことができます。

では、骨格筋はどのようにして再生するのでしょうか？　通常、衛星細胞は静止状態にあり増殖しません。しかし、骨格筋が損傷するなどして刺激を受けると、衛星細胞は活性化されて、数回の細胞分裂によって増殖したあと、筋細胞へと分化します。そして、複数の筋細胞が互いに融合して、多核の筋管となります。筋管は新しく筋線維を形成したり、元から存在する筋線維と融合することによって、骨格筋を再生します。

赤筋と白筋

人が運動をするとき、大きな役割をするのは骨格筋です。身体には、だいたい400種類の名前の付いた骨格筋があり、それを構成する筋線維は直径約20〜100マイクロメートルの細い細胞です。それが集まって骨格筋ができています。

筋線維は、構造上の特徴や収縮速度の違いなどから分類することができます。その一つに「赤筋《せっきん》」と「白筋《はっきん》」に分ける方法があります(表3)。

赤筋と白筋は、収縮速度の違いから、「遅筋《ちきん》」「速筋《そっきん》」と分類される場合もあります。骨格筋は筋線維が収縮することで力を発揮します。収縮速度の遅い遅筋は、繰り返し収縮しつづけることができ、おもに長時間の持続的な運動に適しています。一方の収縮速度の速い速筋は、素早く大きな力を発揮することができ、瞬発的な運動を行うときに活躍します。

筋線維の赤筋(遅筋)、白筋(速筋)の割合には個人差があります。骨格筋は単一種類の筋線維で構成されることは少なく、筋線維の横断面図を見ると、異なるタイプの筋線維がモザイク状に分布しています。どのタイプの筋線維が多いかは、個人により異なり、筋線維のタイプ別構成比を見ると、長時間走りつづけるマラソン選手では赤筋(遅筋)が多く、瞬発的な力の必要な短距離選手では白筋(速筋)が多いと報告されています。

また、筋線維タイプの構成比を、年齢で見てみると、**高齢になる**

表3　赤筋(遅筋)と白筋(速筋)の特徴

	赤筋(遅筋)	白筋(速筋)
収縮速度	持続的	瞬発的
疲労	疲れにくい	疲れやすい
血流	多い	少ない
加齢によって	衰えにくい	衰えやすい

とともに白筋が減少すると言われています。

筋肉の特徴として白筋（速筋）は、素早く収縮し大きな力を発揮することができます。高齢者の動きの特徴は、身体の動きがゆっくりとなり、筋力も弱くなることです。その要因の一つにこの白筋（速筋）の年齢に伴う減少が関係するとも考えられています。

ただ、加齢による白筋（速筋）の減少は、生理的に避けられないことなのか、使わないから減るのかについては、現在もまだはっきりしていません。

一般に、筋肉は使えば太くなり、使わなければ痩《や》せて衰えてしまいます。**いくつになっても活動的な生活を続けることが、歳を取っても若々しい動きを保つ秘訣**と言えるかもしれません。

筋肉の老化とトレーニング

筋肉は、健康的に生活するために重要ですが、残念なことに、筋肉の量や筋肉の機能は、放置していれば年齢とともに低下していきます。

筋力低下は、30代から始まり、80代までに約40パーセント低下すると言われており、筋力は、筋肉の横断面積に比例します。

老化にともなう筋力の本質的な低下は筋萎縮《きんいしゅく》です。組織学的には高齢者では速筋(白筋)線維の選択的な萎縮が見られることが明らかになっています。

専門的な説明になりますが、筋萎縮は、筋肉におけるタンパク分解がタンパク合成を上回るときに起こります。タンパク合成は、IGF-I(Insuline-like growth factor-I)、テストステロン、DHEA(dehydroepiandrosteron)等により促進されますが、これらは、いずれも加齢にともなって減少します。80歳を超えると、半数以上の人に筋肉の萎縮(サルコペニア)が見られます。

加齢による筋萎縮に対して、最も効果的な対策は筋力トレーニングです。有酸素運動を主体とした持続的筋力トレーニングは、遅筋線維の肥大《ひだい》、呼吸循環器系の強化に有効ですが、**加齢にともなう速筋線維の萎縮に対しては、筋肉に負荷をかけるレジスタンス運動を加えた筋力トレーニングで、積極的に線維の肥大を狙うほうが効果的**だと考えられます。

先に書いたIGF-Iも、骨格筋の負荷が増大すると発現が増加するとわかっています。

高齢者の筋力トレーニングでは、90歳代であっても、週2~3回の筋力トレーニングを持続的に一定期間行うことで、筋横断面積の増加することがわかっています。

したがって、加齢にともなう筋力低下の予防・改善には、有酸素運動を主体とした持続的筋力トレーニングだけでなく、レジスタンス運動を加えた筋力トレーニングにも重点を置くべきだと考えられます。

これから運動を始めようとする方のための知識

ではステップ2の最後に、これから運動を始めたいという方のためにアドバイスをいたします。あなたの身体は、どのくらい動かせるでしょうか？　あなたの筋肉はどのくらいの力があるでしょうか？

身体が、どのくらい動かせるかは、その人の持つ**筋肉の力＝筋力**と、その人の持つ筋肉の**持久力＝筋持久力**の組み合わせで決まってきます。

そのことを、相撲《すもう》の力士とマラソン選手という、2つのタイプのスポーツマンを例に、説明してみましょう。力士とマラソン選手とでは、見た目にも体形が異なっています。その理由は、身体についている筋肉の量と質が明らかに違うからです。

相撲は、短い時間で勝敗の決まる競技で、マラソンは長距離を走ったときの走行時間の短さを争う競技です。それぞれ筋肉に要求される量と質が、大きく異なっています。

そのため力士は、短時間に最大の力の出せる筋肉が多く求められ、マラソン選手は、長時間安定走行ができ、その結果一定距離を最短時間で走ることのできる筋肉、つまり筋持久力の優れた筋肉が求められています。

筋肉の能力の違いは、個々の筋肉の筋力、筋持久力を調べればわかります。最大筋力とは、文字通り、筋肉が最大に発揮できる力学的能力のことですが、力いっぱい筋肉を収縮させて得られるこの最大筋力は、通常1回で持ち上げられる最大重量によって量られます。

一方の筋持久力とは、繰り返しの負荷をどれだけ続けられるかという筋肉の持久力のことです。こちらは一定時間、運動を持続させてみれば計測できます。

骨格筋を構成する筋繊維には、赤筋(遅筋)、白筋(速筋)の2種類があることはすでに説明しましたが、特徴を簡単に述べると次のようになります。

・**白筋（速筋）**　筋力に関係。パワーは大きいが、持久性が低く、疲労しやすい
・**赤筋（遅筋）**　筋持久力に関係。パワーは小さいが、持久性が高く、疲労に対する耐性が高い

筋力は筋の横断面積と筋線維構成比（速筋と遅筋の割合）によって左右されます。つまり、筋線維の割合によって、同じ横断面積でも最大筋力は変わってきます。

筋肉は、レジスタンス運動を行うと筋線維の一部が破断されます。それが修復される際にもとの筋線維よりも少し太い状態になります。これを「超回復」と呼び、これを繰り返すと筋の断面積が全体として太くなり筋力が上がります。

この仕組みを利用した筋力のトレーニングは、最大筋力に近い負荷でレジスタンス運動し、筋が修復されるまで2〜3日の休息ののち、またレジスタンス運動でトレーニングをするという組み合わせになっています。

一方の筋持久力のトレーニングは、最大筋力の4割程度の軽い負荷の有酸素運動で、運動できる限界に近づくように繰り返し続けるという組み合わせになっています。これによ

って筋線維周りの毛細血管が発達し、酸素供給力が高まることで筋持久力が高まります。

ステップ2では繰り返し、筋肉のつくり方、維持の方法を説明してきました。

私は、**「冴える脳」は規則正しい生活習慣のうえにつくられる**と考えています。ですが、そのためには自由に活動できる基盤としての健康な身体が必要です。

自分のしたいことを、自由に積極的に行っていける。その「自立」した状態を、いつまでも安定させていたい。そのためにも、私たちには骨格筋の量と機能の維持が必要です。

人には年齢があり、放置すると、加齢とともに肉体には衰えが出てきます。一般に、筋肉の量、筋肉の機能は、年齢を重ねるとともに低下していきます。ですが、骨格筋は再生でき、筋肉の老化は適切なトレーニングで防ぐことができます。

「冴える脳」をつくるためには、毎日の生活習慣の中に筋肉トレーニングを加えることを、忘れずに意識してください。

ステップ3

自律——脳と腸の関係を知る

ステップ3のキーワードは「自律」です。

自分の身体機能を自由に使える、それは健康の証の一つです。それが先のステップ2でお話した「自立」です。日々努力して、しっかりと自分の力で立つ、これが前章でお伝えしたいことでした。

そして、次に健康を保つために理解していただきたいことが、意識せずとも身体に備わっている自らを律する力、「自律」のことです。

私たちの身体には、意識しなくても自動的に働く器官がたくさんあります。脳幹(間脳、中脳、延髄などの総称)と脊髄から出ている自律神経系は、さまざまな臓器と深いかかわりを持ち、それらの働きをコントロールしています。

なかでも脳と腸は、自律神経系を介して強いつながりを持っています。このステップでは、自律神経系の理解を踏まえ、脳と腸の関係を通して、自律的に働く器官の健康の理解を深めていただきたいと思います。

1　自律神経の仕組みを知ろう

自律神経系とは何か

自律神経系という言葉は、「自律神経失調症」などの病名から、なんとなく耳にしたこともあるのではないでしょうか。

しかし、その分布や働きを理解している人は少ないかもしれません。

自律神経系は、瞳孔《どうこう》、心臓、肺、胃、肝臓、膵臓《すいぞう》、腎臓、膀胱《ぼうこう》、生殖器、血管、汗腺等々、ほぼ全身に広く分布しています。

自律神経系は、交感神経系と副交感神経系の2つの神経系に分かれていて、共有する器官では相反する働きをします。たとえば、瞳孔を大きくさせるのは交感神経系、小さくさせるのは副交感神経系、心拍を速くするのは交感神経系、遅くするのは副交感神経系といった具合です。そして、このように相反する働きを持っているからこそ、身体のさまざまな状況に対応できるようになっているともいえます。

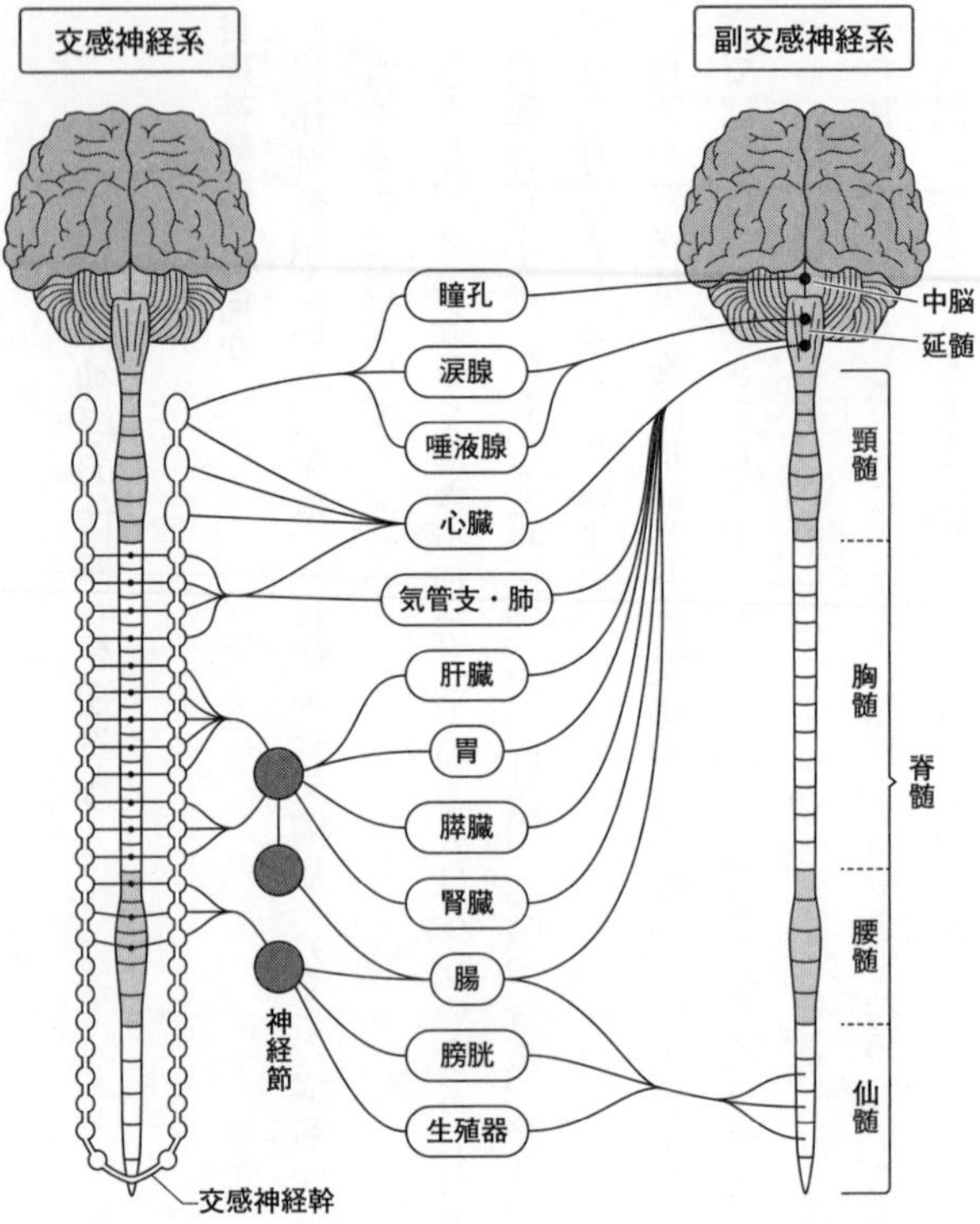

図4　自律神経系の分布と支配器官

それぞれの具体的な分布を説明しましょう（図4）。

交感神経系は、脊髄から交感神経幹を通して、各器官へとつながっています。交感神経幹は神経線維の束で、頭蓋骨《とうがいこつ》の底部から尾骨まで、脊髄の両側にあり、尾骨あたりでつながっています。神経線維の束には神経細胞が集合して太くなった神経節があり、厳密には、そこから、各器官へつながっていきます。

副交感神経系は、脳幹と、脊髄の中で仙髄と呼ばれる部分を通して、各器官へとつながっています。

交感神経系と副交感神経系は、それぞれバランスをとりながら働いています。日中の活動時や、興奮したり緊張したりしたときは交感神経系の働きが強くなり、睡眠時やリラックスしているときは、副交感神経系の働きが強くなっています（図5）。

寝る前のジョギングは睡眠に効果的？

ここで、自律神経系を身近な例で理解していただくために、体温調節と運動と睡眠の関係についてお話しましょう。

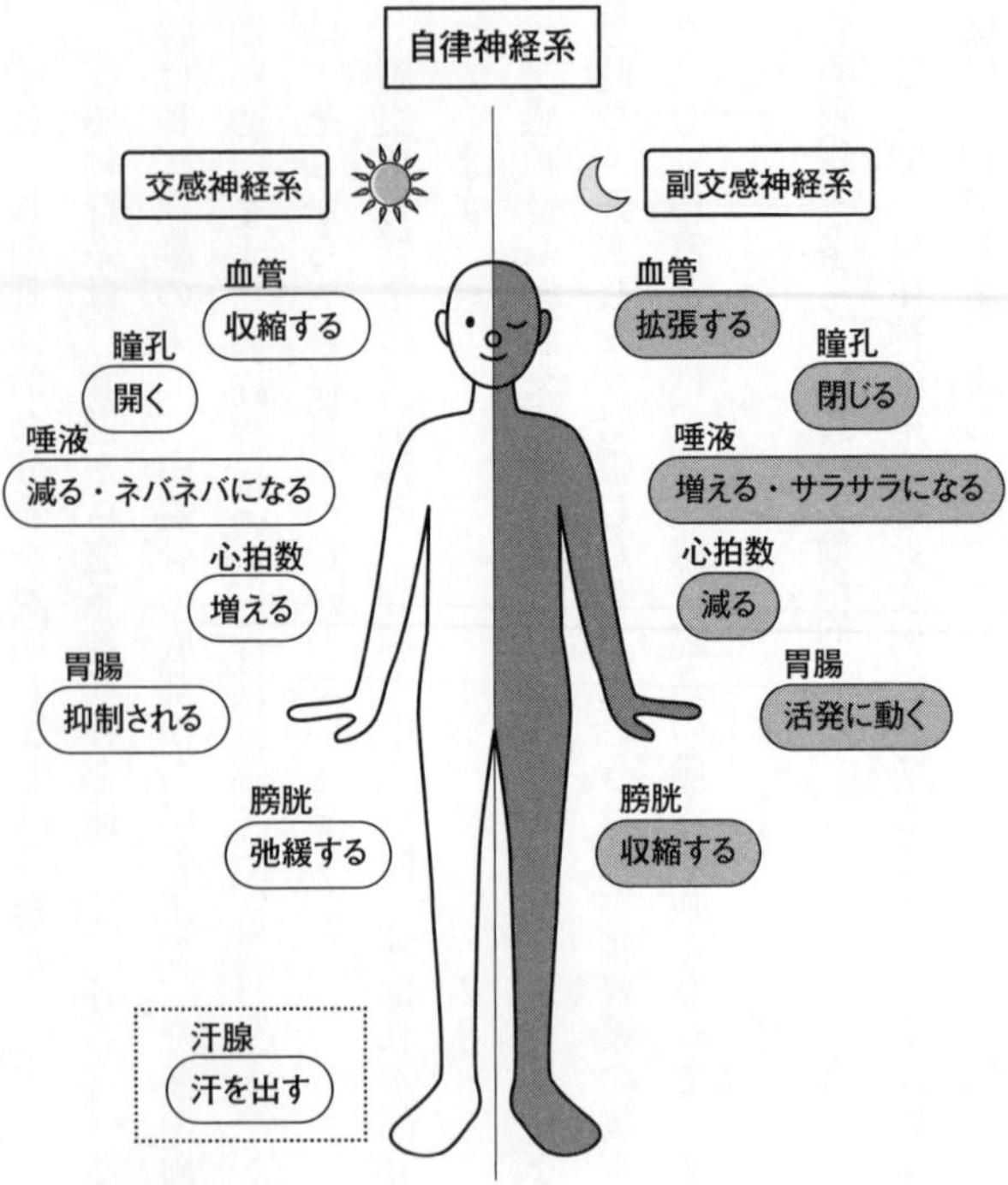
自律神経系
交感神経系
副交感神経系
血管
収縮する
瞳孔
開く
唾液
減る・ネバネバになる
心拍数
増える
胃腸
抑制される
膀胱
弛緩する
汗腺
汗を出す
血管
拡張する
瞳孔
閉じる
唾液
増える・サラサラになる
心拍数
減る
胃腸
活発に動く
膀胱
収縮する

図5　自律神経系の働き

運動と睡眠、これら二つは関係がないように見えます。その理由は、運動は動きを意味し、睡眠は運動の止まっていることを意味しているからです。

ですが私は、最近眠れないと感じている人たちへ、寝る前にジョギングをするように勧めています。

人はジョギングをすると、身体に熱が発生します。運動が終わって、部屋に戻り、シャワーを浴び、汗を流して、湯冷めしないうちにベッドに入れば、体温は次第に熱放散で低下していき、その方はスムーズに睡眠に入ることができると思います。

赤ちゃんも眠るとき、手が温かくなるのをご存じでしょうか？　このとき、赤ちゃんは手から熱を「放散」して、身体の中心の体温（深部体温）を低くして、眠りに入ります。

適度な高温から深部体温が下がってくるときに人は眠気を感じ、眠っているときは、深部体温は低くなっています。

入眠対策として、寝る前にジョギングをすることを勧めたのは、ここに理由があります。寝る前にジョギングをするというこの方法は、筋肉トレーニングをすることで、身体の体温を上げ、次いで、就寝中身体の体温は低く保つという自律神経系、体温調節中枢の機能を使って、身体の体温を低く誘導してもらい、より自然に入眠できるようにするというものです。

寝つきが悪いなと感じている方は、ぜひ試してみてください。

睡眠の妨げになる運動とは

一方、睡眠の妨げとなる原因の一つに、寝る前の激しい運動があります。

なぜ寝る前の激しい運動は、睡眠の質を下げてしまうのでしょうか？　激しい運動をして身体が疲れれば、眠気も自然にやってくるのでは、と思う方もいるかもしれません。

激しい運動の例を挙げてみましょう。ジムに行ってトレーニングをしたり、大量の汗をかくスポーツは、すべて激しい運動の例となります。

激しい運動は、眠気とは反対に、身体や脳を起こす興奮作用を起こします。先ほど述べたように、深部体温が下がってきたとき人は眠気を感じますが、激しい運動では、逆に深部体温が上がりすぎてしまい、寝たい時間帯になっても、体温を下げることができず、眠気どころか、目が冴えてしまうことになってしまいます。

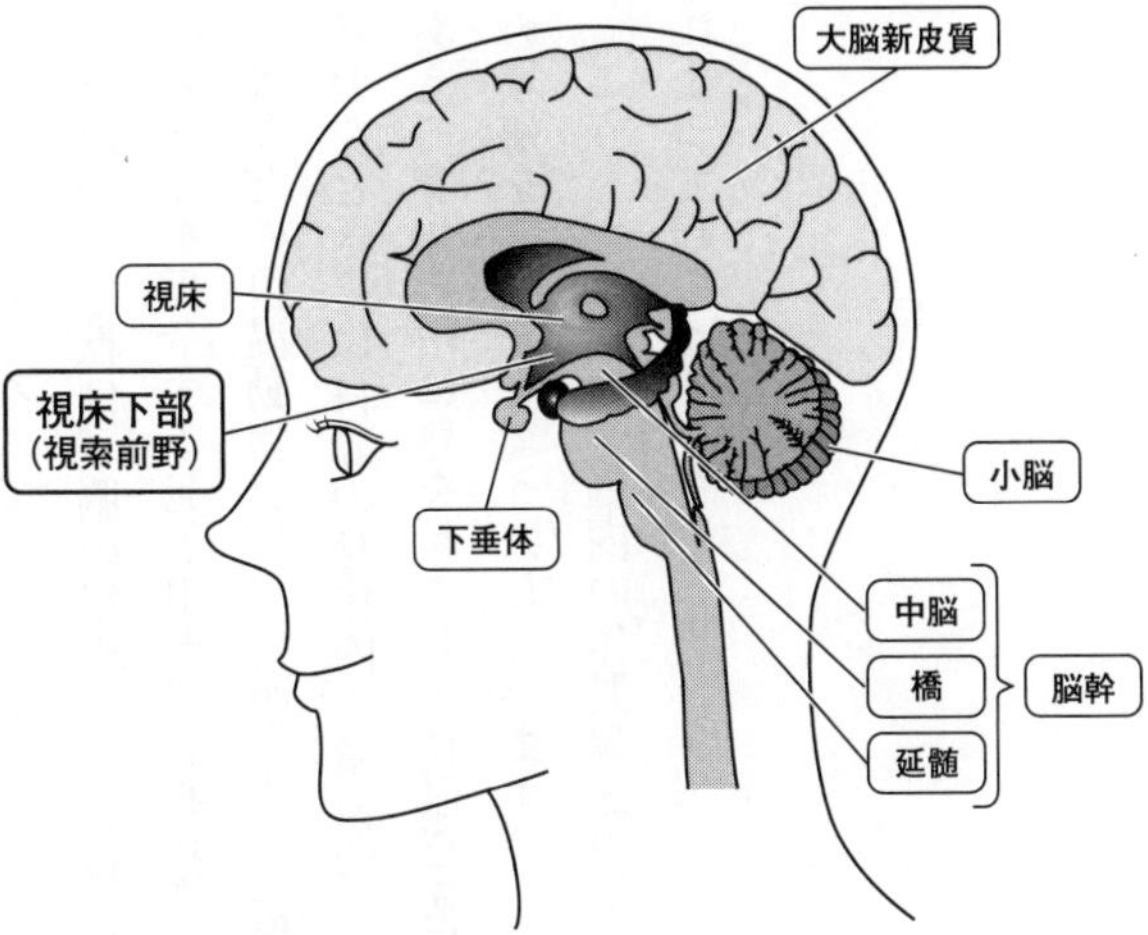

図6　体温調節中枢の視床下部の位置

運動は、する時間帯と、その程度を考えてください。激しい運動は、いつでもダメというわけではありません。朝の時間帯にするならば、OKです。寝る前の2時間以内に行うと、睡眠に影響が出てしまいますが、夜のもっと早い時間帯なら、たとえ深部体温が上がっても、寝る時間帯には体温を下げることができ、安眠にも効果的となります。

つまり、寝る前の運動は、脳を興奮させるほど激しくなければOKなのです。

体温調節の仕組み

では、私たちの身体の体温調節の仕組み

はどうなっているのでしょうか。

体温調節中枢は、脳の視床下部の視索前野というところにあります（図6）。ここは感染時の発熱を指令する発熱中枢でもあります。

人などの恒温動物では、体温を一定に保つために、身体から周りへの熱の放散を調節し、必要なときには自分の身体内で積極的に熱を産生しています。また、感染したときには、あえて身体の中に熱を起こし、体温を病原体が増殖できる温度よりも高くすることで、その増殖を抑制するようにしています。

こうした反応は、脳内の体温調節中枢が、末梢のさまざまな効果器への指令を出すことによって起こってきます。

2　「脳腸相関」とセロトニンで考える、私たちの健康

「脳腸相関」と神経伝達物質

みなさんは「脳腸相関」という言葉を聞いたことがあるでしょうか。脳と腸が互いに支え合っているという意味ですが、どのように支え合っているのでしょうか。その中心になるのが自律神経系と、ステップ1の体内時計で登場したセロトニンという神経伝達物質です。

脳内には、たくさんの情報を運ぶ神経伝達物質がありますが、その一つにセロトニンがあります。セロトニンは、リラックス、安心感、幸福感をもたらし、「幸せホルモン」とも呼ばれています。

神経伝達物質の役割は、脳内の情報伝達をスムーズにすることです。脳内には「神経細胞」が張り巡らされており、それらの細胞の間を電気信号が高速で伝わります。この情報伝達によって、私たちは、「自分の身体を自由に動かす」、「物体を素早く認識する」といったさまざまな活動ができます。

しかし、神経細胞同士は、直接つながっていません。そのため電気信号を伝えるためには、神経細胞の間を仲介するものが必要となります。それが神経伝達物質です。

ここで3つの脳内神経伝達物質について説明します。脳内には100種類近くの神経伝達物質が存在していると考えられています。なかでも重要な役割をしているのが、ドーパミン、ノルアドレナリン、セロトニンの3つの神経伝達物質で、これらを三大神経伝達物質と言っています。この3つの神経伝達物質は、いずれも感情変化など人の精神状態に深くかかわっています。それぞれ説明していきます。

脳内の三大神経伝達物質

まず、「楽しい」「嬉しい」といった感情が起こっているとき、脳内でドーパミンが分泌されています。ほかにも、「何かに成功した」「他人から褒められた」などのときにも、神経伝達物質ドーパミンは分泌されています。つまり、**ドーパミンは、快楽を感じるスイッチ**としての役割を果たしています。この結果として、さらに快感を得ようと意欲が高まったり、学習意欲が増したり、記憶力が向上するなど、ヒトの気持ちを前向きにする作用が、この神経伝達物質が分泌されることで起こってきます。

では、ドーパミンは分泌されればされるほどいいかというと、そうではありません。ドーパミンが過剰に分泌されると、攻撃的になったり、幻覚、幻聴といった異常な症状が現れたりするようです。ドーパミンは、適度に分泌されていることが、ヒトの生存には必要だと思われます。

次に、ノルアドレナリンは、ストレスホルモンの一種で、強い恐怖や緊張、不安などのストレスに反応して分泌される神経伝達物質です。ノルアドレナリンが分泌されることにより、心拍数や血圧の上昇が起こり、身体は興奮状態となり、集中力や意欲が高まってきます。**ノルアドレナリンは、**過剰に分泌されると、外部の脅威に対する強い反応を引き起こすことから、**「怒りのホルモン」**という別名もあります。

最後に、先に少し述べたように、セロトニンは、幸せな気分、癒し・リラックス効果をもたらします。ドーパミン、ノルアドレナリンは、ある種攻撃的な神経伝達物質でしたが、セロトニンは、ヒトが攻撃的になるのを抑え、精神的な安らぎや落ち着きをもたらす神経伝達物質です。

ですから、セロトニンが脳内で分泌不足になったり分泌されなくなると、ヒトは攻撃的になったり、うつ状態になったりします。それ以外にも、セロトニンの分泌不足は、睡眠の質を低下させ、慢性的な睡眠不足、いつまでも続く倦怠《けんたい》感の原因となったりします。

脳内のセロトニンは、腸から吸収された栄養成分が安定的に脳に届けられていることによって、一定して脳内で分泌することができます。ですから、正常な腸の働き、バランスの取れた腸内環境は、脳内セロトニンの分泌には、とても重要なことのです。

腸内環境とは

ヒトの腸内には、無数の腸内細菌が生息しています。ヒトは、食べ物の消化や吸収、排泄などの際に、これら腸内細菌の助けを借りて行っていますので、ヒトと腸内細菌は、いわば「共生状態」にあります。

腸内環境の良し悪しは、腸内に生息する腸内細菌の種類によって決まります。善玉菌が多ければ良い腸内環境、悪玉菌が増えると悪い腸内環境になります。

脳で働くセロトニンと腸のコンディションには密接な関係があります。腸内環境が良いと脳内でセロトニンが適切に合成され、腸内環境が悪いと脳内のセロトニンが不足しやすくなります。

食生活が腸内環境に及ぼす影響

腸内環境を悪くしてしまう原因は何でしょうか。よく言われていることの一つに、食生活の欧米化があります。

ヒトの腸内に棲む腸内細菌は、土地や人種、食生活によって伝統的に受け継がれていきます。日本人の伝統的な食文化である「和食」は、栄養バランスもよく、腸内細菌の好物であるさまざまな発酵食品も含まれており、ヒトの腸内環境にとってはまさに理想的な食事でした。実際、ヘルシーであることから、学会的にも和食は注目されています。

第二次世界大戦後、欧米の文化が日本に流入した結果、日本人も欧米人と同じように肉や加工食品を大量に食べるようになり、食生活は大きく様変わりしました。

食生活が欧米化したことで、日本人は、それまで口にすることのなかった食品を多量に摂取するようになりました。それは同時に、食品に付着している細菌なども大きく変化してしまうことを意味します。従来の日本人にはなかった細菌が腸内に増え、それが、それまで安定していた腸内環境を悪化させる一因になっていると考えられます。

一例を挙げてみましょう。肉類に多く含まれるタンパク質や脂質は、消化に時間がかかるため腸内で腐敗しやすく、それは悪玉菌の好物でもあるため、結果的に悪玉菌が増えることになってしまったのです。

ストレスと生活環境の変化が腸内に及ぼす影響

現代社会で増加するさまざまなストレスも、腸内環境を悪化させる大きな要因となっています。

私たちがストレスを感じると、消化管を支配している自律神経の働きが乱れ、胃や腸の働きが不安定となります。また、ストレスで分泌が増加するノルアドレナリンなどの、いわゆるストレスホルモンは、一部の悪玉菌の働きを活性化させる作用があり、これも腸内環境が悪化する一因ともなっています。

さらに、ＩＴ化の進む現代社会の生活習慣は、以前と様変わりしています。

デスクワークが主体となった現代では、運動不足に陥る確率が増えています。快適な腸内環境を保つうえで欠かせない腸のぜん動運動（腸を収縮・拡張させて便を体外へ排泄する働き）は、腹筋や背筋など、腸の周りにある筋肉によって支えられており、運動不足によって筋肉量が低下すると、その分、ぜん動運動も弱くなります。とくに、女性の場合は男性よりも筋肉量が少なく、ぜん動運動が弱いため、便秘を起こしやすいと言われています。

また、忙しい現代人は睡眠時間が年々減少しており、日本人の睡眠不足は深刻化しています。睡眠は、ストレスを解消するだけでなく、体中の細胞メンテナンスのためにも重要です。睡眠不足により、腸壁の細胞修復が十分に行われず、腸の働きが悪くなることも考えられ、ストレスの蓄積と相まって、やはり腸内環境を悪くすると思われます。

脳内のセロトニン合成と腸内環境との関係

脳内セロトニンと腸内環境には密接な関係があり、腸内環境が良いと脳内でセロトニンが適切に合成され、腸内環境が悪いと脳内のセロトニンが不足しやすくなります。では、なぜ腸内環境が悪いと脳内のセロトニンが不足するのでしょうか？

ヒトの体内にあるセロトニンは、脳と腸のほかに血液の中にもあります。その割合は、腸内セロトニンが90パーセント、脳内セロトニンが1〜2パーセント、血液内のセロトニンが8パーセント、となっています。それぞれの役割と特徴を整理しておきます。

腸内セロトニンの役割と特徴

・ストレスを感じると分泌される／腸のぜん動運動を促す

脳内セロトニンの役割と特徴

・前頭前野の働きを促す／不安を抑える／痛みを制御する／睡眠を促す

血液内セロトニンの役割と特徴

・止血の作用／血管を収縮させる

脳内セロトニンと腸内セロトニンは役割が違っています。脳内セロトニンは、思考や認知、創造や計画、行動や社会性といった、まさに脳の司令塔である前頭前野の働きをコントロールしています。そして、腸内のセロトニンは、おもに腸のぜん動運動をコントロールする役割をしており、その量は多いですが、腸内のセロトニンが、直接脳内に入ることはできません。その理由は、脳には血液脳関門《けつえきのうかんもん》というバリアがあり、腸内のセロトニンが、血液を介して脳内に入ろうとしても、このバリアで弾かれてしまいます。同様に、セロトニンを経口摂取しても、脳内には入れず、脳内のセロトニンがそのために増えることはありません。

腸内環境が良く、腸のぜん動運動、食べ物の吸収が正常に行われると、腸内のセロトニンが適切に増えていきます。この事実は、良い腸内環境が間接的に脳内のセロトニン合成に関与していることを意味しています。

「脳腸相関」の仕組み

「脳腸相関」の仕組みを、もう少し詳しく説明します。

まず、腸内環境が悪化すると、なぜ脳内のセロトニンが減るのでしょうか。その理由は2つあります。

1つは、セロトニン合成の主要な材料であるトリプトファンが不足するからです。トリプトファンは、肉や魚、豆類などに含まれるタンパク質から分解されるアミノ酸です。タンパク質は、胃や腸から分泌される分解酵素によって分解されます。腸内環境が悪くなると、このタンパク質の分解効率が悪くなります。その結果、腸からトリプトファンが吸収されにくくなるため、セロトニン合成の材料不足が起こってしまいます。

もう1つは、セロトニンを合成するために主要な補酵素、ビタミンが不足するからです。具体的には、トリプトファンからセロトニンを合成する際には、ビタミンB6が補酵素として必要になります。ビタミンB6は、赤身魚、牛レバー、パプリカ、バナナなどに豊富に含まれていますが、そうした食品からビタミンを取り出す役割をしているのが、腸内細菌です。

すなわち、腸内環境が悪いとトリプトファンが吸収されにくくなり、さらに腸内細菌の食品からビタミンを取り出す能力が低下してしまうため、脳内でのセロトニンが不足してしまうのです。

必須アミノ酸の一つであるトリプトファンは、身体の中で生成できるものではなく、食事から必ず摂取しなければならないものです。ここで、トリプトファンが脳内セロトニンになるまでの過程を簡単に整理しておきます。

1 タンパク質が口から入る
2 腸で消化・分解が行われて、必須アミノ酸トリプトファンが分離する
3 分離されたトリプトファンが「5－HTP（5－ヒドロキシトリプトファン）」となる
4 HTPは血液を通り、脳内に送られる
5 5－HTPは、脳内セロトニンの原料となる（5－HTP合成のとき、ビタミンB6が補酵素として働く）

セロトニン不足が引き起こす心と身体への影響

このように、脳と腸は互いに支え合っているので、脳内でセロトニンが不足すると、精神と身体の両方にさまざまな悪影響が起こってきます（図7）。

セロトニンは、精神を安定させる働きを持っているため、不足すると、イライラ、不安、恐怖、怒り、悲しみなどネガティブな感情が表面化しやすくなります。そのほかにも、無

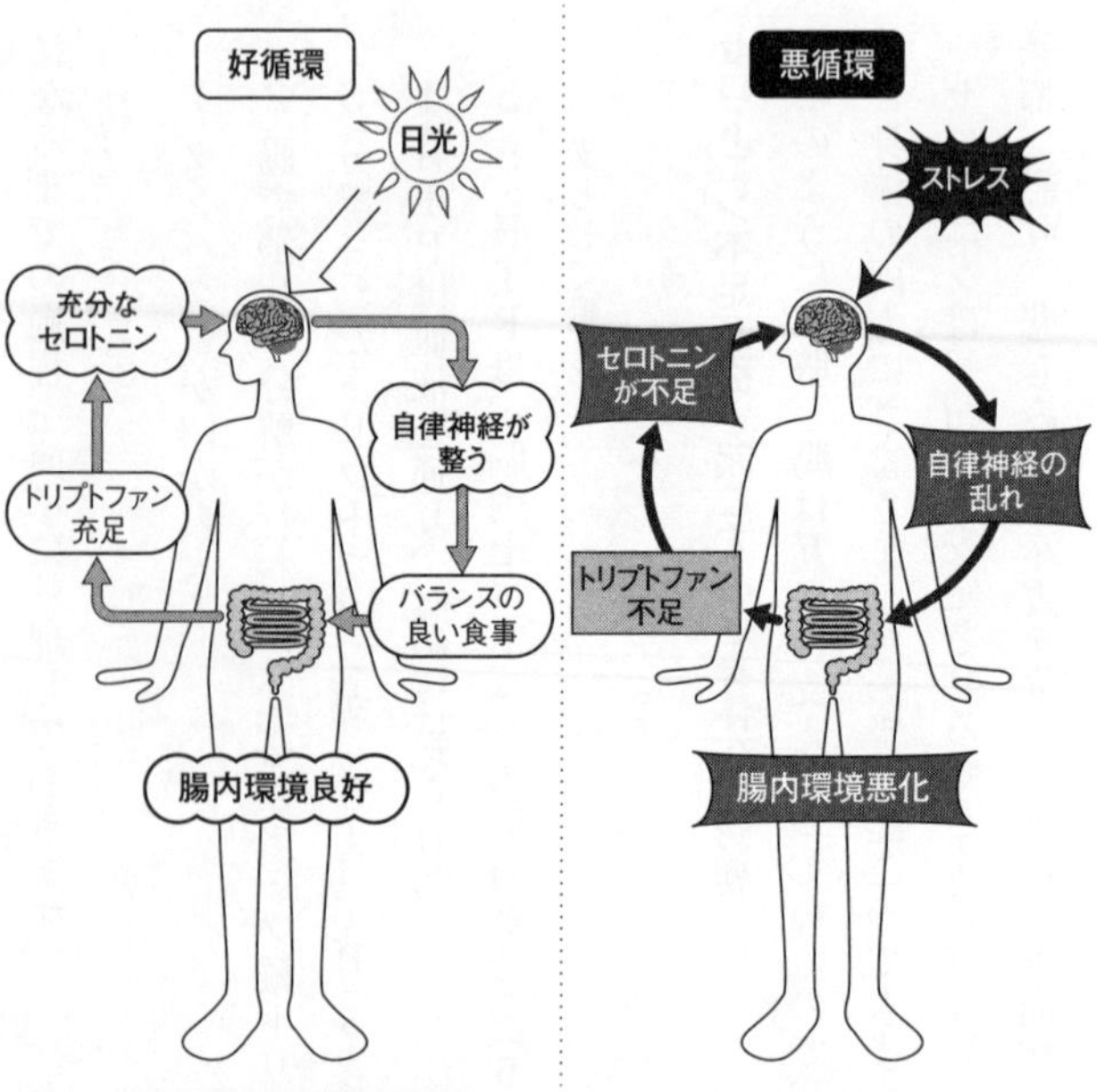

図7　脳腸相関の好循環と悪循環

気力になってやる気が出ない、集中力がなくなる、ストレスが溜まりやすくなる、依存症に陥りやすくなるなど、次々と悪影響が起こってきます。

　また、セロトニンは日中の覚醒に作用するため、昼間の活動が低下してしまいます。さらにセロトニンは、睡眠ホルモンである「メラトニン」の材料でもあるため、セロトニン不足は、メラトニン不足を招き、寝つきが悪くなる、眠りが浅くなるなどの睡眠の質を低下させます。

そのほか、疲れやすい、過食や拒食、肩こり、頭痛、便秘や下痢、姿勢が悪くなる、免疫力が低下するなど間接的な悪影響が起こってきます。

ストレスによって、腸が過剰な反応を起こして、下痢や便秘を起こすＩＢＳ（過敏性腸症候群）という病気があります。ＩＢＳは、脳に感じたストレス信号が腸に伝わる際に、何らかの理由で腸内のセロトニンの分泌異常が起こり、それが腸のぜん動運動に異常を起こして、下痢や便秘を起こすと考えられています。実際、ＩＢＳの治療薬には、腸のセロトニンに作用を起こす薬が用いられていることがあります。

ここまで述べてきたように、腸内環境を健康に保つことは、脳内のセロトニンの合成に役立ち、心身の健康につながります。

つまり、脳内のセロトニンを増やすためには、腸を健康に保つ必要があります。次節では、実際に腸を健康に保つにはどうしたらよいのか、お話しします。

3　腸の健康を保つには——腸内フローラの整え方

腸内の善玉菌を増やしたほうがいい理由

私たちの腸内には100兆個もの腸内細菌が棲みつき、「腸内フローラ」という細菌集団を形成しています。細菌集団がまるで花畑(フローラ)のようだということで、このような名前がつけられました。

その腸内フローラを構成している細菌は、身体にいい影響をもたらす善玉菌(有用菌)、悪い影響をもたらす悪玉菌(有害菌)、どちらにも属さない日和見《ひよりみ》菌の3つのタイプに分けられます。善玉菌は食物繊維を発酵・分解しながら生きていますが、そのときにつくられるのが「酸」です。この酸には、悪玉菌の増殖を抑制したり、腸のぜん動運動を促してスムーズなお通じを助けたりと、腸内環境を整える役割があります。

さらに、酸の中でも「短鎖脂肪酸」と呼ばれる酸は、大腸のエネルギー源となり、大腸の正常な働きを助けています。

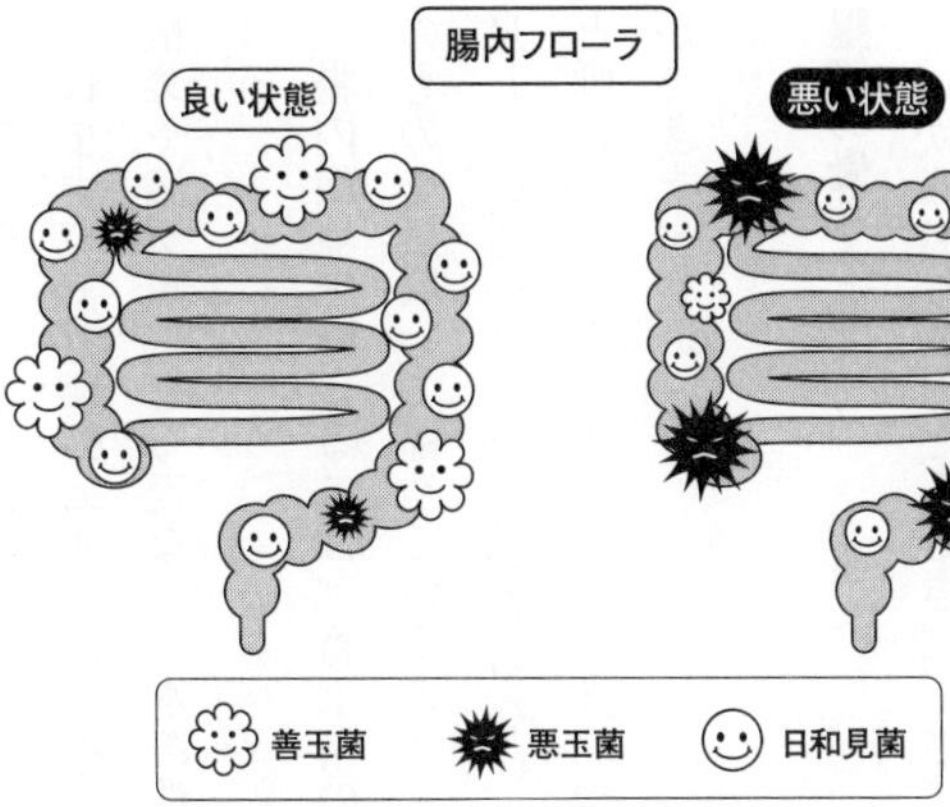

図8　腸内フローラ

腸内環境は、食事や運動、睡眠などの影響で変化しているので、善玉菌が優勢に働いていれば良い腸内環境といえます。

腸内環境が悪化すると、便秘や下痢などのおなかの不調が現れてきます。なるべく早く腸内環境を整えるには、善玉菌を増やすことがポイントで、そのためには、毎日の食生活を工夫することがいちばんの近道です（図8）。

腸内環境改善法——善玉菌のエサを摂取する

腸内の善玉菌を増やす方法の一つが、善玉菌のエサとなる食物繊維をたっぷりとることです。一般に、日本人は食物繊維の摂取量が不足しています。

食物繊維は、水に溶ける「水溶性食物繊維」と水に溶けない「不溶性食物繊維」に分けられます。善玉菌のエサになりやすいのは、水溶性食物繊維で、善玉菌を増やすために、根菜や海藻類、もち麦など、水溶性食物繊維を多く含む食品を積極的にとるようにしましょう。

腸内環境を整えるには、善玉菌のエサをとって腸内細菌を育てるだけでなく、善玉菌そのものを摂取して補っていくことも重要です。なぜなら、腸内にどのくらいの善玉菌が生息しているかは誰にもわからないからです。善玉菌そのものは、「プロバイオティクス」と呼ばれ、ヨーグルトなどの食品やサプリメント、腸内環境を改善する整腸剤でとることができます。

腸管の働きを知ろう

口から食べ物をとるときに、さまざまな必要な栄養源である食べ物が入ってくるだけでなく、細菌やウイルスなどの有害な物質が入ってくることもあります。

小腸や大腸などの「腸管」は、その意味で、つねにそのような異物にさらされています。

もし、腸管が入ってきたものをそのまま全部腸から吸収させてしまうとしたら、栄養だけでなく有害な物質まで全身に行き渡って、大変なことになってしまうでしょう。

私たちがそんな危険に脅かされずに暮らせているのは、消化管の構造、殺菌作用を持つ胃酸などの消化液や分泌物の殺菌作用、そして腸管に備わっている免疫機能「腸管免疫」のおかげです。

腸管免疫と腸内フローラ

腸管の内側を覆う粘膜には、免疫の働きを担う細胞たちや、異物を排除してくれる抗体が大量に存在し、良いものと悪いものを識別して、身体の中に取り込んだ有害な物質を阻止してくれています。

腸管に存在する免疫細胞や抗体の量は、身体全体に存在するものの6割以上です。腸管は、身体の中でも最大の免疫器官として重要な役割を担っています。

先に触れた通り、私たちの腸管内には膨大な量の腸内細菌「腸内フローラ」が棲んでいます。近年、この腸内フローラと腸管免疫は、双方向に影響し合う関係にあることが明らかになっています。

腸内フローラのバランスが良いと、腸管免疫をコントロールする細胞がよく働き、外界からの異物と闘う抗体が効率よく生み出されるようになります。逆に、腸管免疫がよく働いていると、抗体の産生を介して腸内フローラの多様性が増加し、バランスが良くなると報告されています。

食事で腸内フローラのバランスを整える

良い腸内フローラのバランスは、悪玉菌の増殖を防いで腸内環境を整えたり、腸管免疫をコントロールする細胞を働かせたりするカギとなります。

腸管免疫を担う細胞が存在している腸管の粘膜は、絶食が続いたりして腸管を使わずにいると、萎縮してしまいます。

粘膜が萎縮すると腸管免疫の機能が低下し、感染性の病気にかかりやすくなるため、けがや手術などで食事がとれない方の栄養管理では、点滴だけで栄養を送る時期をなるべく短くし、早めに腸を使った栄養療法を始めることが推奨されています。口から物を食べること、腸を使うこと、それ自体が免疫力を維持するために必要な行為なのです。

食事以外でも、運動、睡眠などの影響で腸内フローラは変化します。生活習慣を見直すことが、効果的な腸内環境をつくる第一歩です。以下に腸内環境を整える6つのルールを挙げますので、ご参考になさってください。

①単品メニューより定食

できるだけいろいろな食品を食べる。健康のためには、腸内にさまざまな細菌が棲みついていることが大切です。食事が偏ると、腸内細菌のエサが偏る要因になります。偏った食事によって似たような種類の菌しか育たなくなることで、多様性が失われるという報告もあります。単品ダイエットはもちろんNGです。丼ものより定食を選ぶなど、いろいろな食品がとれるように工夫しましょう。

②食物繊維が豊富な大麦や海藻、野菜を積極的にとる

糖質を気にして肉ばかり食べていると、腸内フローラが乱れる要因になります。善玉菌のエサになる食物繊維が豊富なもち麦や海藻、野菜を積極的にとるように心がけて下さい。カットしがちな主食にも食物繊維が含まれているので、糖質制限はほどほどにしてください。

③お酒を飲むなら、ワイン2杯程度まで

アルコールのとり過ぎは、毒素をつくる悪玉菌を増やすおそれがあります。1日の適量は、ビールなら中瓶1本（500㎖）、日本酒なら1合、ワインならグラス2杯程度です。日本酒やワイン、マッコリなどには乳酸菌が含まれているものもあります。大切なのは適量を守りながら飲むことです。アルコールの適度な摂取は胃酸の分泌を促し、消化の促進にもつながります。

④歩くときは早足で

少し息が上がるくらいの運動を習慣化する。運動には腸内の善玉菌を増やす効果があると報告されています。1日30分、少し息が上がるくらいの運動を続けたり、週に3日程度ランニングやサイクリングなどの有酸素運動をしたりするのがオススメです。無理のない範囲で、できることから始めてみましょう。

⑤寝る前のスマホをやめて、十分な睡眠をとる

腸内フローラにとって睡眠不足は大敵です。睡眠不足によって腸内フローラが乱れてしまうおそれがあることも報告されています。もし、休日に寝だめすることで睡眠不足を解消しようとされているなら、体内時計にズレが生じてしまうのでやめてください。体内時計の乱れは、腸内フローラを乱すとの報告もあります。規則正しい睡眠を心がけましょう。

⑥疲れやストレスが溜まっていると感じたら、就寝前にリラックス

ストレスは腸内フローラの敵です。ストレスがかかると腸内フローラに影響が及び、腸内細菌の多様性が低下してしまうという報告もあります。イライラしたら、目をつぶってまず深呼吸。就寝前にノンカフェインの飲み物や白湯《さゆ》などで身体を中から温めるとリラックスでき、快眠も期待できますのでオススメです。

ステップ3では、自律神経系の仕組みや、脳と腸との関係を通して、意識的にはコントロールできない身体器官の健康の保ち方を考えていただきました。

大事なことを一つに絞るとすれば、それは食生活です。運動や睡眠などももちろん大切ですが、やはり、きちっと食事をとることが、セロトニンの働きや腸内フローラを整え、ひいては脳にも良い影響を及ぼすことを理解してください。

ここまで、腸の健康を整えることが、心や身体全体の健康につながることをご説明してきました。たかが便秘、いつものことだからと腸の状態を放置せず、日々の習慣を一つ一つ見直してください。

ステップ4 管理——脳の健康状態を保つ

いよいよステップ4に入ります。「冴える脳」の4つめのキーワードは「管理」です。社会人としてベテランになると、毎日の身体の管理はもちろんですが、脳の管理も大切になってきます。

規則正しく生活し、睡眠を十分にとって疲労も蓄積しないようにしておく、無理に記憶しようとはせず、正確に記録を残す、といった習慣も必要となってきます。

加えて、時代は刻々変化しています。これまでのやり方にこだわらず、正確に情報を蓄積する方法も、日々進化する形で、更新していくことが大切だと思います。

本ステップでは、脳の健康のために、普段から疲労をどのように扱えばよいか、そして、毎日の生活で扱うさまざまな情報の記憶と記録の方法を、どのように管理あるいは処理していけばよいかについて述べていきたいと思います。

1　疲労過多で、脳は不健康になる

朝からたくさん会議が続いた日の翌日のことでした。私は、会議の参加者から、ある会議の内容について質問をされたのですが、ほとんど記憶がなく、「申し訳ないが、昨日は会議続きでひどく疲れていたので、よく覚えていないのです。議事録で確認してくれませんか？」と返事をすることになり、非常に心苦しい思いをしたことがありました。

みなさんは、そのような経験はないでしょうか？　おそらく、どなたにも似たような「ひどく疲れていて、何も覚えていない」――そんな経験が、一度はあるのではないかと思います。では、このような経験をしないためにはどうすればよいでしょうか？

非常時に働く身体のアラーム機構

身体には、非常時になったときに機能するアラーム機構があります。そのおかげで、自分では気づいていなくても、身体に異常が発生したときはこのアラーム機構が反応し、「非常事態が起こっているよ」と、瞬時に私たちに知らせてくれます。
よく知られているアラーム機構としては、①発熱、②痛み、③疲労があります。以下に2つ、例を挙げてみましょう。

最初は、ある30代の男性会社員の例です。

彼は朝起きたとき、いつもよりもちょっと調子が悪いと感じました。そこで体温を測ってみたところ、38・5度もあったので近くの病院に掛かり、検査の結果、インフルエンザと診断されました。

彼は医師から薬を出され、「1週間は自宅で安静にしていたほうがいい」と言われたため、会社に「申し訳ありませんが、今日から欠勤させていただきます」と連絡し、自宅に戻りました。そして医師の指示通りに薬を飲み、発症から2日後には解熱し、1週間後には元気に職場に復帰しました。

このときの彼の**自覚症状は「ちょっと調子が悪い」**でしたが、**それはアラーム機構の反応でいえば「発熱」**のためでした。

次は、10代の男子高校生の例です。

彼は昨日の午後、部活で練習中、長距離走をしていてひどい転び方をしましたが、自分では、転んだときにどこも強くぶつけた覚えはありませんでした。しかし、右足がどうにも痛くてうまく歩けないので、帰りに病院に寄ってレントゲンを撮ってもらいました。結果は、右下腿の骨折でした。それで病院でギプスを巻いてもらって自宅に戻りました。

このときの彼の**自覚症状は「痛くて、うまく歩けない」でしたが、それはアラーム機構の反応でいえば「疼痛《とうつう》」**のためでした。

この2つの例のように、異常を感じたとき、どこにその原因があるかはっきりしなくても、この機構の反応をきっかけに調べれば、体調不良の原因を特定できることがあります。

ですが、**「疲労」のアラーム機構はどうでしょうか？**　世の中に、疲労の経験がない人はいないように、また、仕事終わりの挨拶《あいさつ》が、「お疲れさま」であるように、**疲労は、とても身近な身体の異常所見ですが、疲労を感じていること（疲労感）と、実際の疲労は、必ずしも一致しないことがあります。**

生理的疲労と病的疲労

そこで、東京慈恵会医科大学教授の近藤一博教授にご登場いただきましょう。近藤教授のご専門はウイルス学です。

私たち医師は、疲れて口の周囲にヘルペス（水ぶくれ）の出ている患者さんを、外来で診《み》ることがあります。近藤教授は、この疲れると口の周囲にヘルペスが出る症状をヒントに疲労を研究されている方です。

近藤教授は、疲労を「**生理的疲労**」と「**病的疲労**」に分けています。その2つの疲労を、なるべく教授の説明のままに以下に列記してみます。

①生理的疲労

健康な脳が、運動や労働などによって起こった疲労を、身体の持つアラーム機構で感知したもの。**身体を休息させることによって、この疲労は回復**する。

②病的疲労

運動や労働に関係なく、起き上がれないほどの強い疲労感が持続する状態。脳が勝手に感じている疲労。**身体を休息させただけでは回復しにくく、長期間持続**する（例：うつ病、筋痛性脳脊髄炎、慢性疲労症候群、多発性硬化症など）。

近藤教授は、唾液《だえき》中に出てくるヒトヘルペスウイルスの量から、生理的疲労を客観的に判定できる方法を発見されました。この方法を使うと、ご本人が疲労を感じる前に、生理的疲労状態にあるかどうか判定できるそうです。

一方、病的疲労では、ご本人に疲労感はあっても、唾液中に出てくるヒトヘルペスウイルスの量は増えないそうです。

疲れて口の周囲に出るヒトヘルペスウイルスは、小児期に感染して突発性発疹《ほっしん》を生じたあと、その遺伝子だけが一生涯、潜伏感染しています。ところが、感染している宿主《しゅくしゅ》、つまり人間のことですが、その人間に著しい「身体の疲れ」が生じ、その人間に危険が生じていると察知すると、ヒトヘルペスウイルスは再活性化して、唾液中に出てきて、次の新しい宿主を探そうとするのです。

これは、あくまでも生理的疲労のときだけです。**病的疲労の場合は、ご本人に疲労感が**

あっても、**唾液中のヒトヘルペスウイルスは、増えない**そうです。

このような理由から、近藤教授は、生理的疲労と病的疲労を区別することができると説明されています。


疲れたときのコーヒーは逆効果？


ここから少し話が難しくなります。

運動や仕事などの生理的疲労ではなく、誰でも強い疲労を感じます。そして、このときの疲労感は、難しい言葉ですが、**「炎症性サイトカイン」というものが、脳に作用して疲労を発生させる**と医学的に証明されています。

でも、どうしてこの炎症性サイトカインが発生するのか、その機構は長いあいだ不明でした。

近藤教授は、ヒトヘルペスウイルスの研究からヘルペスウイルスの再活性化の機構が、疲労の分子機構に関係していると考え、研究を継続された結果、「ｅＩＦ２α《アルファ》」という物質を発見されました。

運動や労働を長期間行い、その結果、身体に負荷がかかると、**人の身体の中の「eIF2α」という物質がリン酸化し、炎症性サイトカインの発生を促します。そして、このたくさん発生した炎症性サイトカインは脳に作用し、人に疲労感を発生させる**というのです。

私たちは、疲れたとき、コーヒーやエナジードリンクを飲みますが、これらの飲料は多くが肝臓でつくられる炎症性サイトカインの産生を抑制してしまいます。したがって、本当はひどく疲れているのに、身体の持つ疲れのアラーム機構がうまく働かず、つまり、生理的疲労のアラーム機構がうまく機能せず、結果として、身体に過剰な疲労蓄積が起こってしまうことがあるのです。

コーヒーやエナジードリンクは、肝臓でつくられている炎症性サイトカインの産生を抑制してしまうという理由から、仕事で忙しいとき無制限に飲まないように、もしも飲みたいときには、本数を数え、その量を意識して飲む必要があると思います。

近藤教授も、疲労困憊《ひろうこんぱい》しつらいときでも、帰宅後すぐに休息を取る前提でしか、つまり一時的に疲労感を抑えるときしか、コーヒーやエナジードリンク、栄養ドリンクは飲まない、と原稿に書かれています。

私たちは、自分の身体の持つ、発熱、痛み、疲労のアラーム機構に感謝しながら、毎日の仕事を時間的余裕を持って、身体を大切に過ごすべきだと思います。

2 「記憶」の限界を知ろう

約束を守ること

ここからは脳の健康を保つための記憶と記録について述べたいと思います。

過剰な疲労は当然のことながら、記憶力の低下、判断力の低下などの脳の機能低下を招きます。物忘れが激しいのは、明らかに身体が耐えられないというサインです。そこで「約束を守る」ということを一つの目印としてはいかがでしょうか？

「確実に約束を守る」――これは、言うのは簡単ですが、行うのは難しく、普段からきちんと記憶する、あるいは正確に記録する習慣や努力が必要だと思います。

谷川俊太郎の詩に、「記憶と記録」という詩があります。

こっちでは
水に流してしまった過去を
あっちでは
ごつい石に刻んでいる
記憶は浮気者
記録は律儀者

だがいずれ過去は負ける
現在に負ける
未来に負ける
忘れまいとしても
身内から遠ざかり
他人行儀に

後ろ姿しか見せてくれない

ここで、谷川俊太郎は、過去に起こった出来事を、記憶と記録の2つの姿で捉えています。「記憶は浮気者／記録は律儀者」――これは、とてもいい表現だと思います。たしかに私たちは、自分の中にいるこの2人のおかげで、毎日の日常が彩りのあるものになっています。

ただ、「だがいずれ過去は負ける」という表現は、私はそのまま素直には受け取れません。

過去が負けるのは、つねに前を向いている人の場合だけで、多くの人の場合は、際立った過去だけが、いつまでも色あせず強く生きています。ある意味、ほとんどの人がそうなのではないかとさえ思います。

もう一度、「記憶は浮気者／記録は律儀者」を考えてみましょう。

記憶＝「浮気者」の場合は、覚えているかどうかは、そのときの気持ちに左右されています。

記録＝「律儀者」の場合、谷川俊太郎は、記録を品行方正で真面目で確実という姿で捉えています。

実際、私たちの普段の生活を考えてみても、ほとんどの「過去」は、際立って素晴らしい姿でない限り、他人行儀な後ろ姿でしか残らないと思います。

周囲の人たちに対する態度を律する。それは周囲の人たちに対する自分のルールをつくること。誰に対しても結んだ約束は、それをきちんと守る。人との約束は、多くの場合、今日の約束であったり、明日の予定だったりして、時間的に短いものが多いと思います。

でもときには、とても長いものもあります。1ヵ月後の約束だってあります。私は、そんなときに役に立つのは、私たちの中に住んでいる、この「記録」という律儀者の過去のほうだと思います。

「マジカルナンバー」とは何か

「記憶」については、数字を用いて説明したほうがよいかもしれません。そしてその数字のことで、2つ提案があります。

①望むものをしっかり相手に選んでもらいたいときには、提案するものは厳選したもの、3つまでにする。

②逆に、自分にはアピールしたいことがたくさんあると知らせたいときには、アピールしたいものをたくさんの数、少なくとも6つ以上は挙げたほうがよい。

なぜ私は、ここで3や6という数字を出したのか？　もちろん理由があります。

人は記憶を無限には処理できません。これについては後述しますが、**人が記憶できる数字として、「マジカルナンバー」というものが提案されており、人が短い時間で記憶処理できる内容にはもともと限界がある**と言われています。

ですから、相手にしっかり覚えてほしいものは、覚えやすい3つまでにしたほうがよく、逆に、たくさんあるとアピールしたいときには、たくさんの数、考えやすい6つ以上のものを挙げたほうがいいのです。

短期記憶とは何か

人間の記憶のうち、**短期的に保持される記憶のことを「短期記憶」といいます。わが家での短期記憶の事例を紹介しましょう。**

あるとき、何かを頼まれたがそれを忘れてしまい、

「さっき言ったこと、もう覚えていないの！　もう一度言いますから、しっかり覚えておいてくださいね」

私はよくこんなことを言われます。短時間のうちですっかり用件を忘れてしまったのです。また別の事例も挙げましょう。

たとえば、会合で知り合ったある営業職の方から名刺を渡され、「私の会社の電話番号を教えます。03-3×××-8××× です。何かあったら、こちらに連絡してください」と言われ、名刺をもらい、自宅に戻ってから、自分の携帯電話に入力すると、数分後にはすっかり、携帯電話のメモリーに入れたことまで忘れてしまう。

このように、数十秒から数分という短期間で忘れてしまう記憶が「短期記憶」です。

短期記憶は時間の短さだけでなく容量の限界もあります。私が自宅で息子に買い物を頼

まれたときの会話を再現してみます。

「コンビニ行くなら、買ってきてほしいものがあるんだけど。コーラ、コーヒー、お茶を何本か、レトルトカレー、パン、牛乳、何でもいいからチョコレート、○○唐揚げ。今晩、遅くまで勉強するから、よろしくね」

「えー、そんなに。もう一度言ってくれない？　覚えきれないよ」

たしかに誰でも、この注文は、聞いて瞬間的にすべては覚えきれないと思います。記憶容量はどれぐらいが限界なのでしょうか？

記憶を維持するために

一般に**成人における短期記憶の容量は、7±2（5から9まで）程度**と言われています。この仮説は、心理学者のジョージ・ミラー（1920～2012）が提示したもので、「日常的な場合の記憶容量は、7個を中心としたプラスマイナス2個の範囲内」、つまり、**7±2という数が**「マジカルナンバー」と言われています。

このマジカルナンバーは、まとまりのある意味のかたまりである「チャンク」という単位

で示されています。たとえば、7個は情報量のことではなく、「かたまり」の数のことで、この「かたまり」が「チャンク」です。

「チャンク」もミラーが提唱した概念で、人が認識する情報のまとまりを意味します。たとえば、「きたしながわ」という文字を、「き・た・し・な・が・わ」と1文字ずつ認識すれば6チャンクになります。「北・品川」として理解すれば2チャンク、「北品川」で理解すれば1チャンクになります。記憶内容は、チャンク化することで、見やすく、覚えやすくなるという効果があります。

記憶情報は、時間の経過とともに忘れられてしまいますが、記憶を維持するためには、どうしたらいいのでしょうか。それには、「リハーサル」が必要になります。

この場合のリハーサルとは「**維持リハーサル**」と呼ばれ、情報を覚えるため、何度も口に出したり、書いたりすることで、短期記憶の保持時間を少し延ばすことができます。ただ、このリハーサルが妨げられた場合、その情報はやはり数秒から十数秒で忘却されてしまいます。短期記憶を固定して長期記憶にするためには、「**精緻化《せいちか》リハーサル**」といって、覚えている情報をほかの知識と関連づけたり、一つの情報を一度分解して覚えたりすると効果的だと言われています。

「マジカルナンバー7±2」と「マジカルナンバー4±1」

さて、このマジカルナンバーについて、2001年、ミズーリ大学ネルソン・コーワン（1951〜）が、**新しいマジカルナンバー「4±1」**を発表しています。そして、現在は、マジカルナンバー4±1のほうが短期記憶の定説となってきています。つまり、「4チャンク」を中心に、±1を考えた3〜5チャンクが、短期記憶の容量限界の数として認識されてきているのです。

身近な電話番号を思い返してみましょう。北品川クリニックの電話番号「03-3474-1351」。これはハイフンで区切ると3チャンクです。

次に、北品川クリニックの電話番号それぞれのチャンクを詳しく見てみましょう。それぞれは2〜4つの数字群で構成されています。これはコーワンのいう「マジカルナンバー4」の範囲内の数となっています。

先ほどのミラーのマジカルナンバー7は、「日常的な場合の記憶容量は、7個を中心としたプラスマイナス2個の範囲内」というものでした。

仮に、北品川クリニックの電話番号が「03-3474-1351-03-3474-1355-140」という7チャンクの数字の群だったら、簡単には覚えられないものになってしまいます。

しかし、先の「03-3474-1351」、3チャンク(4±1の範囲内の数字群)であれば、初めて見た数字の群であっても、容易に覚えられそうです。

密かに普及しているマジカルナンバー4

ここで、みなさんの周囲にあるテレビや新聞で見る言葉を思い出してみてください。

国際関係の記事でよく見る言葉で、北大西洋条約機構(NATO)がありますが、この言葉は英語の略語のほうがなじみ深いと思います。これは英語の表現の一つで、頭字語(Acronym)という言い方ですが、例として、以下のようなものがあります。

NATO:North Atlantic Treaty Organization

UFO：Unidentified Flying Object
GAFA：Google, Apple, Facebook, Amazon
LASER：Light Amplification by Stimulated Emission of Radiation

日本語にも多くの略語があり、以下のような略語も、よく聞く言葉だと思います。

NHK：Nippon Hoso Kyokai
イラスト：イラストレーション
インフレ：インフレーション
エアロビ：エアロビクス
オフレコ：off-the-record
コピペ：コピーアンドペースト
セクハラ：セクシャルハラスメント

これらはいずれも、先ほどのマジカルナンバー4を応用したものです。ですが、正式な言葉よりもこのような略語のほうが身近に感じる方も多いと思います。

このような覚えやすく短い単語は、多くが4文字以内の傾向があります。そのため、マジカルナンバー4は、人が記憶しやすい響きのよい言葉として、私たちの生活に、知らず知らずのうちに定着してきていると思います。

マジカルナンバーで記憶力を高めよう

マジカルナンバーの数は5〜9であるという「7±2」の説から始まりましたが、現在では、3〜5であるという「4±1」の説が有力です。

先に述べたように、人に覚えてもらいたい情報を伝えるときには、なるべくシンプルに3つ以内、多くの情報があるという印象を伝えたいときは、最低6つ以上を挙げるとしたのは、この2つの説に基づいています。さらに、私自身が、生活や診療などで実感した数字でもあります。

このように、自分の周りの情報をチャンク化して覚えていくと、いろんなことを忘れにくくなるので、ぜひやってみてください。

3 「記録」を味方につけよう

予定を立てるときの原則

つづいて「記録」のお話をします。

自分自身のためにも、社会にうまく順応するためにも、**自分を正しく律する目的で「記録」を毎日しっかり取ることが大切**です。

起きた出来事をしっかり覚えておこうとする「記憶」より、規則正しく細かく「記録」しようとするほうが日々の予定達成率を高く上げることができます。

先の谷川俊太郎の詩にありましたように、基本的に「記録は律儀者」です。毎日しっかり記録をとれば、そこからいろいろなことが見えてきます。

ここから記録することの重要性についてご紹介します。

誰でも年の初めや年度替わりの際には予定や目標を立てたりすると思いますが、では、**なぜ人は、予定や目標を立てるのでしょうか？**

その理由は、これから**自分のするべきことをはっきりさせて、目に見えるものにしておきたいから**です。

しかし、ただ予定を立てても、実際に達成できなければ何の意味もありません。ですから予定は、あまり大きくなく、具体的である必要があります。実際欲張って大きな目標を立てても、どのくらい達成できたか目に見えるものでなければ期限までに完了することはできません。予定を立てるときの大前提として、**「予定は大まかに、記録は事細かに」**とするのがおすすめです。

では、**どうすれば予定の達成率は上がるでしょうか？** その方法は、適切な「記録」です。具体的には、できるだけ細かく、さらに回数を増やして記録をとることが、目標を立てることよりも重要です。

自分の能力を高める「記録」

記録は、自分のモチベーション、達成感を上げるために使いましょう。そして、**継続して記録することが重要**です。

記録は、自分のことを客観的に見るためにも必要なことです。さらに、記録をすると、自分のするべきことがはっきりするので、**記録しつづけていくとセルフコントロール能力、つまり、意志力が高まってきます。**

何度も言いますが、もともと記憶には限界があります。誰でも人は、自分が今日、どれぐらいの時間を、何に使ったのか、詳細には覚えていないものです。でも、そうだったからと言って、放置してはいけません。

記憶の不十分な状態、それは、自分の仕事や勉強がどれぐらい進んだのかを知らないことと同じで、誰でも不安定な状態となります。

記録のない状態、それは暗闇にいるのと同じで、さらにするべき内容を理解していない場合には、**「自分を見る鏡がない世界にいる」**ことと同じになります。

鏡がない世界、つまり情報のない状態では、人間は自分の気持ちをコントロールすることができなくなってしまいます。

以前読んだ環境刺激制限（間隔遮断）実験に、こんなものがありました。

周りの見えない暗いプールの中にフロートマットを浮かべ、そこに被験者1人で乗ってもらいます。そして、手足を水に漬けた状態でしばらく放置すると、その人は幻覚を見たり、ひどい場合には、一時的に精神に異常をきたしてしまうのだそうです。**人は何も情報のない状態では耐えられない**のです。

「毎日の生活において、何を何時にどれぐらいの時間をかけてしているのか？」

このような情報を日々正確に把握しているのは、自分を律して暮らしていくうえで、とても大切なことだと思います。このように、自分を客観的に見る能力を鍛えて、さらにセルフコントロール能力を高める、そのために重要なのが「記録」なのです。

生活を助ける「記録」の力

「記録」は、私たちの生活を助けるベースになっています。ただ、あまりに当たり前のことなので、その大切さに気づきにくいのです。

たとえば、私たちが日々生活していくには、以下の3つの意志の力が重要です。

① 実行力(一定時間やり抜く力)
② 諦める力(限界を認識して、自分をコントロールする能力)
③ 自己認識力(自分の目標を思い出す能力)

これらには説明はいらないと思いますが、このほかにも、大切なことがあります。それは、何をするべきなのかを小まめに思い出す習慣が必要だということです。

① 今、自分は何をするべきなのか?
② 何に最も時間を使うべきなのか?

このようにするべきことの優先順位を適切に思い出すことによって、人間はさらに効率的に行動できるようになります。

このときにも大切なのが、やはり「記録」なのです。頻回に細かく記録を取ることによって、それらは自分を俯瞰《ふかん》的に見るのに役立つと思います。

私自身の「記録」について

これまでも述べてきたように、覚えられることには限界があります。忘れることを防ぐためにも、日々の生活の中で記憶しておくべきことは、記録しておかなければなりません。社会に出たら「忘れました」は、許されないことです。

また自らを律するためにも、社会での約束を守るためにも、大切なことは記録しておきましょう。大事なのは、確実な情報です。

記憶でなく、記録に頼る。「浮気者」よりも、「律儀者」を大切にする。これが**生活の自律をいつまでも維持するために、いちばん重要なこと**だと思います。

実は私も以前から、先ほど述べましたコーワンのマジカルナンバー４±１を愛用して、日々の記録を付けています。

ここからは、私の日々の記録について具体的に書いていきましょう。私は毎日の生活時間の安定のために、1日24時間を以下の4つの時間帯に分けて情報把握するようにしています。

①起床から職場に出かけるまでの時間帯
②職場での活動が主体の時間帯
③帰宅後就寝までの時間帯
④就寝時間

それぞれ、どのように記録しているのか、一つずつ挙げていきます。

①起床から職場に出かけるまでの時間帯

私の毎日の起床時間は午前5時です。この起床時間は、一年中同じです。起床したら、まずノートを開きます。そこに、今日の日付、曜日、血圧、基礎体温、体重、睡眠時間、今日の天気、気温、昨日の万歩計の歩数など生活記録、健康情報を記録します。そのほかに、マジカルナンバーに基づき、今日の予定を4つ以内、今日するべきことを4つ以内で記入します。

ノートへの生活記録、健康情報の記録が終わったら、次に朝のルーチンワークを始めます。具体的には、就寝していたベッドの整理・整頓、着替え、洗顔、歯磨き、髭剃り、愛犬との散歩、仏様への朝の食事の用意・お線香・お祈り、入浴、朝食、ゴミ出しなどです。ここまでの朝のルーチンワークは、午前8時までに終了しています。

② 職場での活動が主体の時間帯

職場に着いたら、まず、各所の職員の顔を見に行きます。理由は、朝の挨拶をするためです。そして次に、その日最初に、片づけておかなければいけないことを、事務長と相談します。最後に自分のデスクに座り、メールチェックを始めます。

このような朝の一連の事務作業が終わったら、私は北品川クリニックから外出します。

私の現在のおもな仕事は、会社員のみなさんの職場での健康状態について、アドバイスをする産業医なので、約束した時間に各会社を訪問して、それぞれの会社の社員さんと面談をしています。

一日の訪問先はだいたい3社以内です。多くの場合、午前10時くらいに外出して、午後3時くらいには、北品川クリニックに戻っています。

北品川クリニックに戻り、もう一度事務長と打ち合わせしたあと、残務整理をしたら帰宅します。いつも午後6時くらいには自宅に戻っています。

③ 帰宅後就寝までの時間帯

帰宅して、着替えを済ませたら、その日のデータ、書類の整理をします。

私は、その日使ったお金の領収書、自宅に来た手紙、読んだ原稿などは、すべてその日の日付を付けて、バインダーで綴じています。

ですから、その日付のバインダー、朝のノートを見れば、あったことはだいたい把握できるようになっています。

この整理が終わったら、夕食、愛犬の食事・散歩、入浴、就寝準備をして、いつも午後11時くらいには休んでいます。

「記憶は浮気者、記録は律儀者」

このように、毎日決まったことを記録していると、自分の体調、心の小さい変化、大切な約束を見逃さずに済みます。気分が乗らない日は、日付、体温、今日の予定（4つ以内）だけ、など少ない情報でよいので、書いてみましょう。

個人差はありますが、誰でも35歳を過ぎたら徹夜仕事は難しくなります。**徹夜が続いて、物忘れが起こってきたら、それは身体が耐えられないというサインですから、くれぐれも無理をしないように心掛けてください。**過剰な疲労蓄積は、当然、記憶力の低下、判断力の低下などの脳の機能低下をもたらします。疲労過多は、明らかな脳の不健康状態です。

毎日の行動は、ゆっくり計画を立てて、動くときは素早く動いて、効率よく処理しましょう。それが、すなわち「ゆっくり急ぐ」の生き方、「冴える脳」をつくることになります。何事も覚えなければならないことは、効率よく手短に覚え、脳の健康状態を保つようにしましょう。

そのために、どんなときでも必ず記録を取っておきましょう。記録はその場で、そして後で役に立つように、ゆっくりと細かく時間をつくってまとめておきましょう。この整理に必要な時間も日々の予定時間に入れるとベストです。

「記憶は浮気者、記録は律儀者」――きちんとした記録は、あなたの記憶の強力な裏付けとなりますので、肝に銘じておいてもらえるとよいと思います。

ステップ5 対策——ゆっくり急いで「冴える脳」になる

「ゆっくり急ぐ」という生き方で、「冴える脳」をつくる第一の条件は、ステップ1でも述べたように、身体が健康であるということです。

健康の基盤の上に、身体を自由に扱える(ステップ2)、食事に気を配り、適切な運動、睡眠で身体を快調に整える(ステップ3)、さらに、記録をとり、正確な情報で理性的な判断をする(ステップ4)。

以上のステップ1、ステップ2、ステップ3、ステップ4が、「冴える脳」をつくるために大切であるとお話ししてきました。

ここで、改めてお願いしますが、みなさん、健康診断や人間ドックは、必ず受けてください。多くの方は、毎年受診されていると思いますが、今後も定期的に受診されるようにお願いいたします。**健診データ、人間ドックのデータは、みなさんの身体の基本データとなります。**

ステップ4の「記憶は律儀者」を思い出してください。身体の基本データは、現在が健康であるか不健康であるかの目安ですから、参考にすれば、今後の対策も取りやすくなります。

ステップ5は、これまで述べてきたことと重複する部分もありますが、ゆっくり急ぐ「冴える脳」をつくるための最終ステップとして、「対策」をご提示したいと思います。

1 「肥満」と向き合おう――ステップ1の対策

肥満をコントロールしよう

ステップ1で、人が健康でいるための条件について、規則正しく生活し、疲労を溜めないようにしましょう、食事は決まった時間にとり、ゆっくり食べるようにしましょう、とお話ししました。不健康への入り口は、生活が不規則になることです。その結果として、「生活習慣病」に陥ってしまう人もいるのです。

新型コロナウイルス感染症の流行で在宅勤務が多くなると、生活リズムが極端に変わります。通勤がなくなり、運動の機会が著しく少なくなって、普段通り生活していたのに体重が増えてしまった。そういう方も多いのではないかと思います。

メタボリック・シンドロームという言葉で言われているように、肥満は、さまざまな「生活習慣病」のもとになります。**普段から朝の食事の前、夜入浴する前など機会をとらえて、体重は計測してください。**その数値をもとに標準体重になるように食事に注意する、運動習慣を追加するなどして生活習慣の改善に努力することが大切です。

私は毎朝起きてシャワーを浴びる前、体重を量ることにしています。この習慣も「最近顔が丸いけど、太ってきた? 気がついていないなら、一度体重を量ってみたほうがいいよ」と友人から言われて始めたことです。以来、継続して朝の体重測定をしています。

定期的健康診断を受けて、突然肥満になっていると指摘され、「食事を我慢して、次回の健康診断までに標準体重まで下げなければ」と、急にダイエットを始めるのは、辛いことです。

みなさん、最新の食事習慣の考え方、栄養吸収の役割を担う消化管の働きを理解してください。そのうえでご自分の体重をコントロールしていけば、有意義に生活習慣の改善ができると思います。

「時間栄養学」について

ステップ1で体内時計のお話をしましたが、体内時計を考慮した栄養学に「**時間栄養学**」というものがあります。時間栄養学では、食事からとった栄養効果が、時間によって変化すること、栄養素や食品成分によって体内時計が変化するという内容を扱っています。

人の身体のすべての細胞には、体内時計がセットされています。私たちが毎日とる三度の食事はそれぞれすべて、これら細胞の時刻決定因子として作用しています。実際、人の身体の多くの機能は、食事がいつ食べられたかを目安にして、活動期、休息期を決めています。

人の場合、朝食をとると、体内時計はリセットされます。朝食をとる時間が生活の原点となっていますから、一日の食事の中で、朝食の時間は、とても重要なものです。ときどき、毎日のように朝食抜きの生活を続けている人がいますが、注意してください。学会の報告に、朝食抜きの生活を続けた人は、学習や運動能力、そして、仕事のやる気までもが低下していったという報告があります。

食事内容は体内時計にも影響を与えます。朝食による体内時計のリセット効果には、夕ンパク質（アミノ酸）と炭水化物（糖質）の両方をとることが大切だと言われています。さらにこれまでの研究から、食事内容は体内時計のリズムを伸ばしたり（伸長）、短くしたりする（短縮）と報告されています。具体的に、高脂肪食、高食塩食は、体内時計のリズムを伸ばし（伸長）、カロリー不足の食事、炭水化物の少ない食事は、体内時計のリズムを短くする（短縮）と報告されています。また、コーヒー程度の少量のカフェイン量でも体内時計は長くなる（伸長）と言われています。ですから、食事内容や飲み物は、体内時計の長さに影響を与えてしまうことがあると覚えておいてください。

また、食事をとる時間も大切です。

朝食を抜くことが多い、その代わり、夜遅く食事をとっている。このような人はたくさんいます。ですが、夜食の回数の多い人ほど、肥満になりやすい、この傾向は、明らかに出ています。ですから、私たちが日々健康で活動的に暮らしていくためには、**食べ物の内容だけでなく、食事をとる時間**のことも考えて生活することが大切なのです。

太りやすい時間と太りにくい時間——BMAL1（ビーマルワン）とは？

食事には、とる時間によって、太りやすい時間と太りにくい時間があります。そこには、BMAL1（ビーマルワン）が大きく関係しています。突然、BMAL1という知らない言葉が出てきてしまいましたが、この言葉は、重要ですのでしっかり理解してください。

一般的に、夜中に食べると太ると言われています。この夜遅い時間帯の食事と肥満の間には、BMAL1が関係しています。BMAL1は、時計遺伝子と呼ばれるもので、私たちの身体の中で体内時計の役割を果たしているタンパク質の一種です。

BMAL1は、脂肪の蓄積に関係します。 BMAL1が身体内で増えると、脂肪の合成を促したり、脂肪の分解を抑制する働きが強く起こります。逆に、BMAL1量が減るとこれらの脂肪合成促進、脂肪分解抑制の働きは弱くなります。

BMAL1が最もピークを迎える時間は、22時から2時の間です。逆に、最も少ない時間帯は14時から15時です。ですから、夜中に食べると太ることになるのです。

したがって、ダイエットを成功させるためには、このBMAL1がピークを迎える時間帯を避けて食事することが大切なのです。BMAL1の働きを整えるためにも、みなさん普段から規則正しい生活を心掛けましょう。

どの年齢でも、バランスの取れた食事がカギ

私たちの身体は、食べた物からつくられています。そして、身体が正しく動くためにも、適切な食べ物が必要です。人は、自由な生活を続けていくと、栄養の偏り・低下による不健康な栄養状態に陥りやすくなります。

そうならないための食事管理のポイントについて、まとめておきます。

(1)いつどのように食べるか?——食事時間、配分の問題

食事を何時に食べるのか、その配分を意識してください。適切な配分で食事をとると身体全体の代謝がよくなり、太りにくい身体になりますので、真の意味での身体の土台ができあがってきます。

①朝食は、起きてから1時間以内にとってください

② 食事の内容は、ご飯とタンパク質を必ず組み合わせてください
③ 夕食は午後8時までに食べ終えましょう
④ おやつは明るいうちに食べるようにしましょう

(2)何を食べるか?——5大栄養素をとる

次の5代栄養素——タンパク質、炭水化物、脂質、ビタミン、ミネラル——をバランスよくとってください。

① 身体をつくる食べ物
タンパク質(1gあたり4kcal) 例:大豆、肉、魚など

② エネルギーになる食べ物
炭水化物(糖質)(1gあたり4kcal) 例:ごはん、パン、パスタなど
脂質(1gあたり9kcal) 例:牛乳、バター、卵、マヨネーズ、ベーコンなど

③ 身体の働きを調整する食べ物

ビタミン　例：小松菜、ニンジン、いちごなど
ミネラル　例：レバー、ひじき、牛乳など

（3）毎回の食事管理のポイント——基本は3つのお皿を用意

毎回の食事で、主食、主菜、副菜の3つのお皿を必ずそろえましょう。

主食：ごはん、パン、麺類など
主菜：肉、魚、卵、大豆製品を使った料理
副菜：野菜、海藻、キノコ、いも類など

このようにすれば、3つのお皿で5大栄養素をとることができます。主食はおもに炭水化物を含み、エネルギー源や身体を動かすもとになります。主菜はタンパク質を含み、身体をつくるもとになります。副菜はビタミン、ミネラル、食物繊維などの供給源になります。

（4）1日1回、どこかで果物や乳製品をとろう

果物は、ビタミンCやカリウムを含み、さらに糖分も含んでいます。肥満が気になる人はとり過ぎないように注意しましょう。牛乳や乳製品はカルシウムの供給源になりますが、果物と同じく、糖分に気をつけて取り入れましょう。

2　脳機能の活性化対策――ステップ2の対策

ステップ2では、身体を自分の意志で動かせることの重要性について説明しました。では、具体的にどのような「動き」に注視すればよいのでしょうか。

脳の動きは、機能構造に従って目覚めさせる

脳には、大きく分けて3つの機能中枢があります。それぞれ、生命の中枢、感情の中枢、

理性の中枢です。解剖学的な具体的名称は、生命の中枢は「脳幹」、感情の中枢は「大脳辺縁系」、理性の中枢は「大脳新皮質」となっています。

生命の中枢である脳幹は、私たちが生きている限り、休むことはありません。生命維持機能を担い、私たちが意識しなくても、自律神経を通して、呼吸や眠気や空腹などの生体反応を処理しています。

朝、目が覚めたとき、感情を担う大脳辺縁系が最初に起き、次いで、理性・思考・知能を担う大脳新皮質が目覚めてきます。

大脳辺縁系は感情を担っているので、「快・不快・怒り」などの本能的感情や、「意欲・やる気」など感情を生み出す情感の源となっています。朝、目覚めたとき、「意欲・やる気」の感情があることが大事ですが、その感情がわかないときもあります。この目覚めがうまくいかない場合は、ステップ2のところで述べた、少し身体を動かしてやる気を出すように働きかける「作業興奮」が役立ちます。

毎日、脳を正しくスタートさせるために、3つの機能構造に従って、朝、スムーズに目覚めることが大切です。

生活の中に意識して「動き」をつくりましょう

脳内での神経細胞の活動と、心臓から送られる血液の量、つまり局所脳血流量とは、正比例関係にあるとされています。したがって、運動をすればするほど、脳にはたくさんの血液が送られます。

私たちは普段の生活でさまざまな「動き」をしています。足を使って歩き、手を使って文字を書き、口を使って人と楽しく会話をしています。

67ページの図2を改めて見てください。脳内での神経細胞の並び方、具体的には、足・手・口の担当神経細胞の並び方ですが、頭の前後からちょうど中央付近に、頂上から耳の穴に向かって順序よく並んでいます。とくに足の担当神経細胞は、頭頂部、いちばん上の真ん中にあります。したがって、足・手・口を使って、さまざまな生活動作、おしゃべりなどの「動き」をすればするほど、脳の中央部には豊富な血液が流れることになります。

つまり、脳神経細胞の活動と脳局所血流量の原則から考えても、生活の中の「動き」は、単に習慣的に散歩をするだけであっても、血液は脳の中央部までめぐりことになり、生活の中でさまざまな「動き」は、脳の活性化に役立っているということになるのです。

筋肉の維持に努めましょう

運動は、脳の活性化につながっています。毎日鍛えて筋肉の量を確保していること、いつも上手く使えるように、頑張ってスポーツの練習を行い、身体についているそれぞれの筋肉の機能を維持していることは、結果的に、脳の健康保持に役立っています。私たちが自由に動けるのは、身体に備わった多くの筋肉があるからなのです。

最近は多くの人が、スポーツジムに通って筋肉を鍛えて、量と質を保つように努力されています。私も、毎日一定量の歩行数を保つようにしています。そして、歩くときも歩行速度に気をつけ、時には急ぎ足で歩くようにしています。

普段から努めて運動をし、筋肉を維持するようにしていると、身体は何不自由なく、いつでも自由に動かすことができるようになります。

当然筋肉も、十分な筋肉量となり、身体に対しても十分な筋肉の機能レベルに保つことができます。

人間は、空気から酸素を取り、食事から栄養をとって、それらをエネルギー源として身体を動かしています。もし、息切れしていたら、おなかが痛かったら、それだけでも自由に身体を動かすことはできません。

ですから、何不自由なく自由に動かすことのできる身体を持っているということは、健康である証明でもあります。その意味で、筋肉は健康のカギの一つと言えます。

先にも述べましたが、最近の研究で、骨格筋の量と機能を十分に維持できている人は、病気になりにくく、長生きする傾向にあることが明らかになってきています。

筋肉は、スポーツ選手がその能力を発揮するためだけに必要なものではなく、あらゆる年代の人たちが、毎日健康的に生活を送るためにも、健康な脳機能を保つためにも、重要なものだということを忘れないでください。

3　善玉菌の効率的な増やし方——ステップ3の対策

ステップ3で、腸内環境を整えることは、「脳腸相関」により、脳にもよい影響があることを説明しました。さらに、腸内に棲む腸内細菌集団「腸内フローラ」のバランスをとることと、「腸内フローラ」と相互に影響しあう腸管免疫の重要性についてもお話ししました。

ここでは、腸内の環境をさらによい状態にするために、ステップ3で少し触れた、善玉菌の増やし方についての方法を提示します。

「プレバイオティクス」と「プロバイオティクス」で善玉菌を増やそう

腸内の善玉菌を効率的に増やすには、**オリゴ糖や食物繊維**など、善玉菌のエサになる食品成分「**プレバイオティクス**」をとるのが効果的です。

プレバイオティクスと一緒に摂取を始めたいのが、善玉菌そのものをとる方法「**プロバイオティクス**」です。乳酸菌やビフィズス菌、酪酸菌などが「**プロバイオティクス**」と呼ばれている善玉菌です。**ヨーグルトなどの食品やサプリメント**、腸内環境を改善する**整腸剤**という形で、じかにとることができます。さらに、プレバイオティクスとプロバイオティクスを組み合わせてとる「シンバイオティクス」という方法もあります。

腸内細菌がつくり出す短鎖脂肪酸に注目しましょう

現在、腸内細菌と健康との関連記事があふれています。その理由は、腸内細菌の研究が進み、肥満やアレルギー、加齢関連疾患とのかかわりが、次第にわかってきたからです。そして今、その腸内細菌の働きの中でも、私たちの健康維持に大きな役割を持っている「短鎖脂肪酸」が注目されています。

最初に、短鎖脂肪酸は腸内でどのようにしてできるのか説明しましょう。私たちは、消化器官を使って、食べ物から栄養を吸収し不要なものを便として排泄しています。

三大栄養素の一つ炭水化物は、栄養学上、糖質（易消化性炭水化物）、食物繊維（難消化性炭水化物）の総称として扱われています。腸内細菌の多くは、この難消化性炭水化物を分解し、それらの消化吸収の手助けをしてくれています。

短鎖脂肪酸は、この難消化性炭水化物を腸内細菌が分解することによって産生されます。

また、短鎖脂肪酸の「脂肪酸」は有機酸の一つで、炭素が鎖状に連なる構造を持っています。その炭素の数が6個以下のものを「短鎖脂肪酸」といいます。短鎖脂肪酸には3つの種類があり、1つめは私たちが料理などに使うお酢の主成分である「酢酸《さくさん》」、2つめは、ブルーチーズのすっぱさや香りのもとで、保存料や着香剤としても使われる「プロピオン酸」で、そして最後がバターの香りのもとになっている「酪酸《らくさん》」です。

短鎖脂肪酸の特徴

では、短鎖脂肪酸の特徴はどのようなものか、説明していきます。

(1)短鎖脂肪酸にはどのような働きがあるか?

短鎖脂肪酸は、大腸の粘膜細胞のエネルギー源となります。大腸の粘膜にあるセンサーを刺激して、腸管のぜん動運動を促進します。大腸の粘膜は、血管から供給されるエネルギーよりも、腸管腔《ちょうかんくう》から供給される短鎖脂肪酸のエネルギーに依存しています。

また、短鎖脂肪酸は、小腸や大腸の上皮細胞の増殖を促すとも言われています。さらに、腸管の粘液分泌や水・ナトリウムの吸収を促進するという報告もあります。

（2）短鎖脂肪酸が不足するとどうなるか？

短鎖脂肪酸が不足すると、病原体に感染しやすくなったり、病気が治りにくくなったりすると言われています。その理由の一つとして、大腸のバリア機能低下が挙げられています。

先ほど述べたように、短鎖脂肪酸は、腸管の粘液分泌を促進するという報告があります。腸の中の便と腸管壁の間には粘液の層があり、ここに粘液が分泌されればされるほど、便は滑りやすくなります。この滑りやすい粘液層のおかげで、便がスムーズに腸内を移行できるだけでなく、便が直接腸管壁に触れることを防いでくれます。粘液層は、便に含まれる細菌が腸管壁から身体に侵入することを防ぐバリアになってくれているのです。

しかし、短鎖脂肪酸が不足し、腸の中の便と腸管壁の間の粘液の層が薄く、あるいは、コーティングされなくなってしまうと、軟便や下痢便となり、ついにはバリア機能の破綻まで起こってしまうことがあります。すると、病原体は、腸管壁から侵入しやすくなり、ヒトは、病気にかかりやすくなってしまうのです。

第二次世界大戦中、飢餓状態に陥った人たちの多くが、下痢を訴えていたと報告されています。その理由は、十分に食物繊維を摂取していないために、短鎖脂肪酸が産生されなくなり、小腸や大腸の上皮細胞の増殖、腸管への粘液分泌や水・ナトリウムの吸収がうまくできなくなったことが原因とも考えられています。

ですから、私たちが毎日、食物繊維などを十分に摂取して、腸内での短鎖脂肪酸の産生を維持していることはとても大切なことなのです。

(3)短鎖脂肪酸の不足は何でわかるのか?

短鎖脂肪酸不足のわかりやすい目安は、便の臭いです。

食事からの難消化性炭水化物の摂取が足りないと、腸内細菌は、ほかのもの、たとえばタンパク質が分解されて生じた尿素や死んだ腸管上皮細胞のかけら、あるいは腸管内の細菌をエサにするようになります。その結果、腸管では多量のアンモニアや硫化水素、インドール、スカトール、あるいはイソ吉草酸が産生され、便からは、それぞれの臭いがするようになります。アンモニアの場合は、おしっこの腐敗した臭い、硫化水素の場合は、卵が腐ったような臭い、イソ吉草酸の場合は、足の蒸れた臭いです。

つまり、食物繊維などの難消化性炭水化物の不足は、腸内での短鎖脂肪酸の産生低下を招くことになり、便は嫌な臭いの便へと変化していくのです。

短鎖脂肪酸の中でとくに注目の「酪酸」の作用

酢酸、プロピオン酸、酪酸、これら3つの短鎖脂肪酸の中で、酪酸菌からつくられる酪酸は腸管上皮の増殖作用がいちばん強いと言われています。また、酪酸は結腸の粘膜細胞が最も利用しやすい短鎖脂肪酸だと考えられています。このように整腸効果が期待できるため、現在、酪酸に関する研究が多く出されているのだと思います。

酪酸菌の特徴は、芽胞《がほう》をつくることです。芽胞とは、光や温度の影響を弱め、強酸・強アルカリの環境にも対応できるように、酪酸菌を覆う殻のようなものです。同じ生菌製剤でも、芽胞のないビフィズス菌などは、光に当たればすぐに死滅します。

芽胞を持つ酪酸菌は厳しい環境下でも変質しにくいだけでなく、種々の病原菌に対する抗菌作用や腸内フローラの正常化作用なども報告されています。

短鎖脂肪酸の上手な増やし方

酪酸などの短鎖脂肪酸は、難消化性炭水化物を腸内細菌が分解することにより産生されるため、日々の食物繊維の摂取が重要です。食物繊維には果物や海藻類などに多い水溶性と、豆類、穀類などに多い非水溶性がありますが、それらをバランスよく、またゆっくり時間をかけて食事をすることが大切です。

さらに、先ほど述べた、善玉菌そのものをとる方法「プロバイオティクス」をとることも効果的です。具体的には、乳酸菌、ビフィズス菌、酪酸菌などが知られており、大腸のエネルギー源である短鎖脂肪酸を増やすことも数多く報告されています。みなさんにも、プロバイオティクスの摂取をおすすめしたいと思います。

4　記録で自己表現力をつけよう——ステップ4の対策

記録は人生の座標軸

記憶に頼らず、しっかり記録を残すようにすること、そして、それを見直すことが「冴える脳」をつくるゆっくり急ぐ生き方の対策になると思います。

自分自身のためにも、社会にうまく順応するためにも、自分を正しく律する目的でも、毎日記録を取りましょう。

起きた出来事をしっかり覚えておこうとするより、規則正しく細かく記録しようとすることのほうが目標達成率を高くすることができます。

基本的に、記録は律儀者です。毎日しっかり記録を取れば、いろいろなことが見えてきます。そして、いつか記録があなたを救います。

記録することは、過去ではなく未来につながることです。記録すること、それは紙に命を刻むことであり、紙から命をもらうことです。「書く」ことは、「生きる」につながっています。何気なく記録したふとした思いつきのメモが、のちに生き生きとした形であなたの脳に未来を描き出すことを約束します。

そして記録は、昨日の自分と今日の自分、その違いを気づかせてくれます。記録を続けると、点は線になります。それは人生の座標軸になります。自分の座標軸を持つことは、体調の異変、異常に、いち早く気づくことができ、毎日を丁寧に生きるときの支えになります。

また、継続的な記録は、昨日とは違う自分を目指す指針になります。昨日までの自分が記録されているからこそ、いつまでも新しい自分に出会うチャレンジや営為を続けることができるのです。

「脳を築くノート」をつくる

私は自分の「築山式ノート」、別名「脳を築くノート」をつくっています（図9）。自分のノートをつくっている目的は、ステップ4の「記録」のところで述べたことがすべてですが、ほかに以下の3つのメモも用いています。

①体調管理のメモ

体調管理の基本は時間管理です。脳を含めた身体は、周囲環境を意識した時間認識で動くことが必要です。起床時間のほかに体重、血圧、体温も毎日記録しています。

②感情管理のメモ

朝の脳の活動の低い時間帯、ルーチンを決めておき、項目チェックだけで済むようにしておくと、間違いや忘れを防ぐことができます。これも自分を保つ朝の感情管理になると思います。

また、ＴｏＤｏリストもつくっています。1日の本格的な感情管理です。ストレスを予想し、余裕をもってそれに当たることで、感情管理は格段に容易になります。

③情報管理のメモ

忘れてはいけないこと、覚えておきたいこと、知識として貯めたいこと、いろいろ自由に書き残しています。

今日のメモ

ソフトスキル：可視化・数量化するのが難しいスキル

ハードスキル：可視化できるスキル

ソフトスキルの例 → ・コミュニケーション力、批判的な思考力

自己管理力、チームワーク、ユーモアのセンス、時間厳守、

失敗や挫折から立ち直る力、問題解決力、説得力、交渉力

聞くスキル、質問するスキル

コミュニケーション力を向上させる方法

毎日何かを書く → 日記、手紙、SNS

自分の考えをまとめて、それを上手く文章にする能力は、

毎日磨く必要がある

* 人生は公平だと思うな！ Don't expect life to be fair.

社会に出れば、理不尽を多く経験する。

それに、いちいち挫折として感じていては、成長できない。

フラストレーションや苦痛に対する高い耐性は、いつも養っていなければならない。

* 助け合うことの出来るしっかりした人脈作りが重要である。

It's not what you know but who you know.

知識より人脈が重要

（実践ビジネス英語 2020 9月）

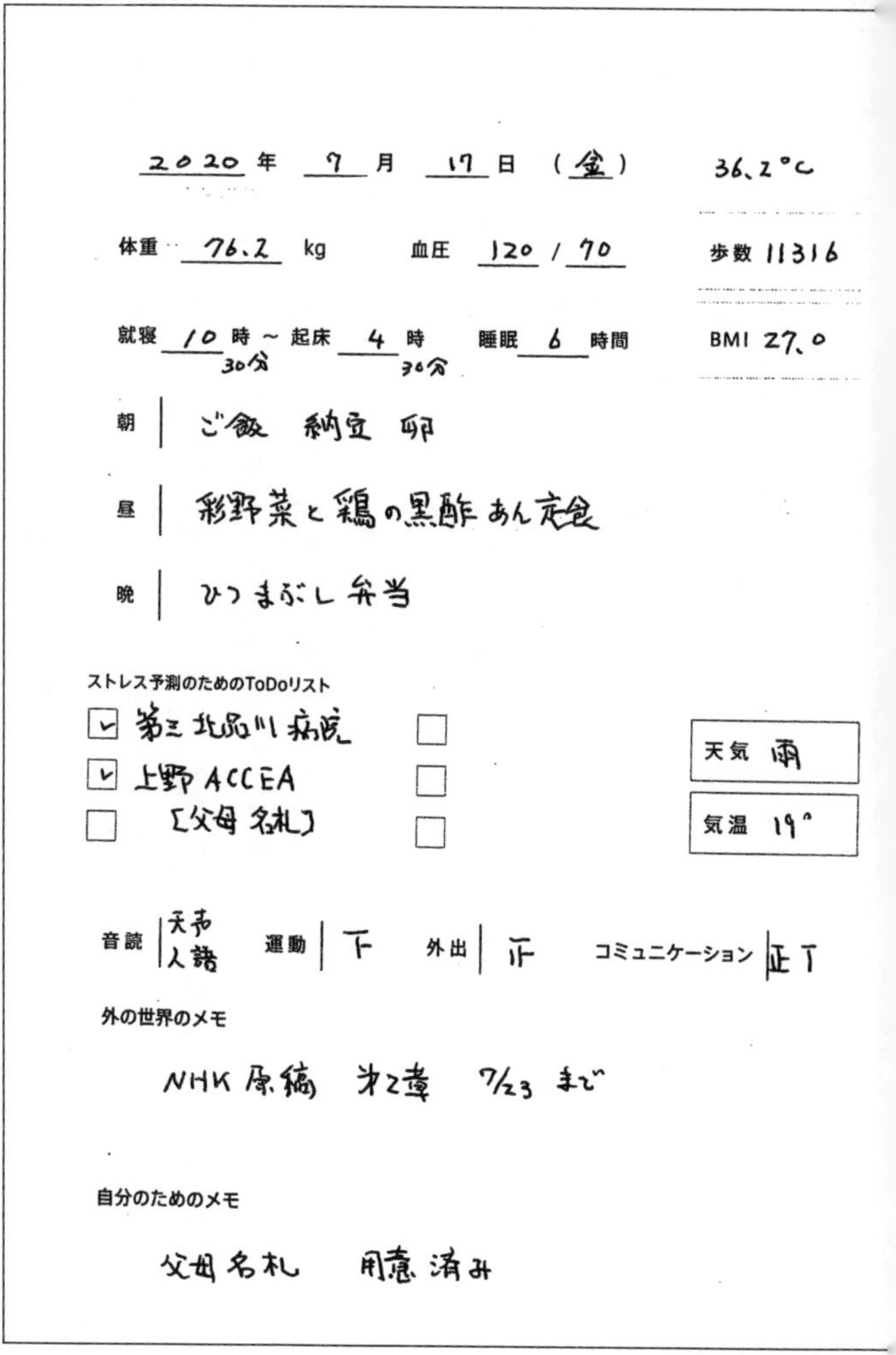
2020 年 7 月 17 日 （金） 36.2°C

体重 76.2 kg 血圧 120 / 70 歩数 11316

就寝 10 時 30分 ～ 起床 4 時 30分 睡眠 6 時間 BMI 27.0

朝｜ご飯 納豆 卵

昼｜彩野菜と鶏の黒酢あん定食

晩｜ひつまぶし弁当

ストレス予測のためのToDoリスト

- [x] 第三北品川病院
- [x] 上野ACCEA
- [ ] 〔父母名札〕

天気 雨

気温 19°

音読｜天声人語 運動｜下 外出｜正 コミュニケーション｜正丅

外の世界のメモ

NHK原稿 第2章 7/23まで

自分のためのメモ

父母名札 用意済み

図9 「脳を築くノート」、私の使用例

「脳を築くノート」の右ページで「考え無精」を卒業しましょう

自己判断力の強化、自己認識力の強化には、文章作成能力が重要だと思います。そしてそれは、「冴える脳」をつくるゆっくり急ぐ生き方の対策にもなると思います。

人はわかったことしか言葉で表現できません。脳をつくり上げていくには、自分の考える能力を、つねに上げていく努力をする必要があります。

誰でも人は考えなくなると、能力は低下していきます。私は、世の中でいちばん恐ろしいことは、考えなくなること、「考え無精《ぶしょう》」になることだと考えています。

ですから、本当はわからないのに、理解していないのに、「わかった」と言ってごまかしてしまうことは、いちばん危険なことだと思っています。そこで「脳を築くノート」の右側のページを利用しています。

「脳を築くノート」の左側のページには、あらかじめ、書くべき項目が印刷してありますが、右側のページは白紙の状態になっています。

ここには、今日感じたこと、今日わからなかったこと、世の中について思ったことが、大きさも範囲も自由に書けるようになっています。実際の使い方は、先ほどの図9をご覧ください。私自身が書いたものを載せておきます。

思いついたことを自由に書ける、そんな空間をつくって、自分の考える範囲や幅をつねに広げる努力をしていきたいと思います(築山式「脳を築くノート」については、共同製本株式会社ホームページhttp://kyodoseihon.com/を御覧ください)。

5 私自身の対策——「安全地帯」をつくる

「ゆっくり急ぐ」を実践し、「冴える脳」をつくる。この「ゆっくり急ぐ」とは、実際どのようなことなのか、最後に、私の例をお示ししたいと思います。

私は「ゆっくり急ぐ」を実践するため、生活の中に安全地帯をつくっています。安全地帯とは、データがその範囲に入っていれば、あるいは自分自身として適切な行動が取れていれば、大丈夫、安心と思える領域のことです。

起床の仕方——ステップ1の安全地帯

生活リズムが規則正しくなっていれば、安全地帯にあると言えます。大切なことは起床時間がいつも一定していることです。少し追加して言えば、余裕を持ってゆっくり目を覚ますようにしていることです。私は、目覚まし時計が鳴っても、すぐに起きません。少しの時間、手足の関節を動かし、しっかり目が覚めてから起きます。私は、このほうが起床時のちょっとしたトラブルは少なくなると思います。

歩行の注意点——ステップ2の安全地帯

日常行動をする際、どこにも痛みや行動制限がなく、身体が自由に使える状態にあるならば安全地帯にあると言えます。それを判断する最も基本的な行動は、歩行です。朝の愛犬との散歩だけでなく、昼間でも、下を見ないように遠くを見るようにして歩きます。信号も、青信号であっても無理をせず、多くは次の信号で渡るようにしています。

血圧、体温、便通の確認法——ステップ3の安全地帯

自律神経系の関与する血圧、体温、消化管の状態（具体的には便通）が、自分が安全地帯にあるかどうかの判断根拠です。これらは日々数値でチェックできます。私の場合、血圧は毎日120／80前後です。体温も36・0度前後です。便通は毎日、起床後30分以内に必ずあります。今まで便秘だったことはありません。これには、睡眠時間をしっかりとり、夕食も7時くらいまでに済ませていることが大きいと思います。

記録の転記法——ステップ4の安全地帯

予定は日曜日の夜、1週間分ＴｏＤｏリストに書いておきます。血圧、体温、体重、就寝時間、起床時間は、計測したその日に書きます。食事、そのほか起こった出来事などは、付箋紙《ふせんし》を使って、その都度記録し、夜落ち着いた時間に転記します。とにかく基本は、ゆっくり落ち着いて記録する、そう考えてノートを取っています。

私の例がみなさんの参考になれば幸いです。

ステップ5では、本書のまとめとして、私の日々していることをお示しして、「冴える脳」をつくるための対策を整理してみました。

どのステップも「冴える脳」をつくるために大切だと思いますが、みなさまにいちばん大切にしていただきたいことは、

1 ゆっくり急ぐこと

2 記録を忘れないこと

この2つです。

「継続は力なり」という言葉がありますが、1週間、1か月、1年と続けていかれれば、この言葉を実感できると思います。

おわりに――「断念する、諦める」は大切なこと

私たちの脳活動

目覚めているときに行っている脳活動は、どのようなものでしょうか?

目の前で起こったことに対して、一つ一つ**感情の中枢**が反応し、「よかった」「うれしい」、あるいは、「どうしよう!」という感情を起こします。

次に、**理性の中枢**が反応し、行動を起こす・起こさないの処理を行っています。

脳幹を中心とした**生命の中枢**は、眠っているときにも活動していますが、目覚めているときの脳活動は、このような感情の中枢と理性の中枢のやり取りの繰り返しとなっています。

行動を起こすときも、起こさないときも、何らかの問題が生じるときがあります。では、問題解決で大事なことは何でしょうか?

それは、目の前に出てきた問題に対して、「ゆっくり」「しっかり」と感情処理を行い、理性的な処理として、「実行する」か「中止する」かを、「急いで」「躊躇なく」決断するということです。

決断という言葉の意味

「決断」という言葉には2つの意味があります。1つは「決める」ということ、2つめは「断念する、諦める」という意味です。

「断念する、諦める」は、英語では、GIVE UPという言葉になります。GIVE＝与える、UP＝上に、それぞれはこのような意味ですから、自分にはできないと判断していることになり、これも一つの問題解決となっています。

どう見ても無理な目標を掲げて、いつまでもそれを目標に頑張っていることはいいことでしょうか？　私は、明らかにそれが無理だとわかったときには、潔く諦めなければならないと思います。

諦めるということを、残念だ、負けてしまったと受け取る方もいるかもしれませんが、

「ゆっくり」脳が判断した決断ならば、諦めることは、その人が現実を明らかに見ている、冷静に状況判断ができているということになると、私は考えます。

諦めることによって、人は時間や気持ちに余裕をつくることができます。そして、その余裕は新たな可能性をつくり出します。

「ゆっくり急ぐ生き方」は、未知の課題にも有用なものとなる

パンデミックを起こした新型コロナウイルス感染症は、未だ特効薬もなくワクチンもなく解決していません。ですから、世の中には、不安が満ち溢れています。

このようなときだからこそ大切なのが、何が解決されていて、何が解決されていないかという、目の前の問題に対する冷静な判断です。

現在私たちは、特効薬やワクチンを求めて、パニック状態にはなってはいません。今は開発途中で、まだそれらができていないと冷静に理解できています。

正しい情報が日々メディアを通じて伝えられていることから、現在の状況が、感染リスクの非常に高い状況であると、私たちはよくわかっています。

そのことを十分理解しつつ、人から自分が感染しないように、自分が人に感染させないように、標準予防策を守って、日常活動を続けています。

未だかつて経験したことのない状況で私たちが求められたのは、毎日、手洗い、うがい、ソーシャルディスタンスを守り、感情的にならず、理性的に落ち着いて行動する、すなわち、「ゆっくり急ぐ生き方」の実践だったのです。

そして私たちの多くは、自然に、それを実行しています。

今後も、コロナ禍のような問題は起こってくると思いますが、「ゆっくり急ぐ」生き方でつくられた「冴える脳」は、未知の課題解決に有用なものとなると考えます。

本書でご提案した5つのステップが、みなさん、それぞれの「冴える脳」をつくり上げる助けとなり、「ゆっくり急ぐ生き方」でご活躍されることを願っています。

＊

本書の刊行にあたって、NHK出版の加藤剛さん、黒島香保理さんに大変お世話になりました。お二人に最初にお会いしたのは、令和元年12月9日でした。途中、新型コロナウイルスの流行で、直接お会いすることが非常に難しくなってしまいました。ですが、そんな状況にもかかわらず、メールを介して、丁寧にご指導、ご指示いただいたこと、感謝しております。加藤さん、黒島さん、本当にありがとうございました。

最後に、本書を読んでいただいたみなさま、どうもありがとうございました。本書が、少しでもみなさまのお役に立てば、幸いです。

今後のみなさまのご活躍をお祈りいたします。

令和2年(2020年)9月16日

北品川クリニック・予防医学センター所長　築山　節

校閲　酒井清一
図版作成　手塚貴子
ＤＴＰ　佐藤裕久

築山 節 つきやま・たかし
1950年、愛知県生まれ。日本大学大学院医学研究科卒業。
埼玉県立小児医療センター脳神経外科医長、
財団法人河野臨床医学研究所附属第三北品川病院長、
同財団理事長などを経て、公益財団法人河野臨床医学研究所附属
北品川クリニック・予防医学センター所長。医学博士。
脳神経外科専門医として数多くの診療治療にたずさわり、
1992年、脳疾患後の脳機能回復をはかる「高次脳機能外来」を開設。
著書に『フリーズする脳』『脳が冴える15の習慣』
『脳を守る、たった1つの習慣』(NHK出版新書)など多数。

NHK出版新書 636

「冴える脳」をつくる5つのステップ
ゆっくり急ぐ生き方の実践

2020年10月10日 第1刷発行

著者 築山 節
発行者 森永公紀
発行所 NHK出版
〒150-8081 東京都渋谷区宇田川町41-1
電話 (0570) 009-321(問い合わせ) (0570) 000-321(注文)
https://www.nhk-book.co.jp (ホームページ)
振替 00110-1-49701

ブックデザイン albireo
印刷 新藤慶昌堂・近代美術
製本 藤田製本

Printed in Japan ISBN978-4-14-088636-6 C0247

NHK出版新書好評既刊

名著ではじめる哲学入門　萱野稔人
哲学とは何か。アリストテレスで「人間」の本質を抉り、ハイデガーで「存在」の意味を知る。複雑化する世界を新視点で捉える実践的学び直しの書。
633

イノベーションはいかに起こすか
AI・IoT時代の社会革新　坂村　健
日本よ「変わる勇気」を持て。世界に先駆けIoTのコンセプトを提唱した稀代のコンピューター学者が、私たちの社会の進むべき道を指し示す。
634

マルクス・ガブリエル危機の時代を語る　丸山俊一＋NHK「欲望の時代の哲学」制作班
人気番組のニューヨーク編から、大反響だった「ガブリエルと知の最前線5人との対話」をまるごと書籍化！コロナ直後の緊急インタビューも収載！
635

「冴える脳」をつくる5つのステップ
ゆっくり急ぐ生き方の実践　築山　節
日々の不調に加え、コロナ禍で脅かされる生活や健康。現代人が抱える不安に適切に対処できる「脳」のつくり方を、ベストセラーの著者が伝授！
636

家族のトリセツ　黒川伊保子
親子関係から兄弟、夫婦関係まで。イライラやすれ違いの具体例を挙げながら、「脳の個性」を理解し、「最も身近な他人」とうまく付き合う方法を伝授！
637